Preeti Baride
Vishwas Kadam
Lata Kale

Perturbações psicossomáticas que afectam a cavidade oral

Preeti Baride
Vishwas Kadam
Lata Kale

Perturbações psicossomáticas que afectam a cavidade oral

A boca como espelho da mente

ScienciaScripts

Imprint
Any brand names and product names mentioned in this book are subject to trademark, brand or patent protection and are trademarks or registered trademarks of their respective holders. The use of brand names, product names, common names, trade names, product descriptions etc. even without a particular marking in this work is in no way to be construed to mean that such names may be regarded as unrestricted in respect of trademark and brand protection legislation and could thus be used by anyone.

Cover image: www.ingimage.com

This book is a translation from the original published under ISBN 978-620-8-17172-8.

Publisher:
Sciencia Scripts
is a trademark of
Dodo Books Indian Ocean Ltd. and OmniScriptum S.R.L publishing group

120 High Road, East Finchley, London, N2 9ED, United Kingdom
Str. Armeneasca 28/1, office 1, Chisinau MD-2012, Republic of Moldova, Europe
Printed at: see last page
ISBN: 978-620-8-26779-7

PERTURBAÇÕES PSICOSSOMÁTICAS QUE AFECTAM A CAVIDADE ORAL

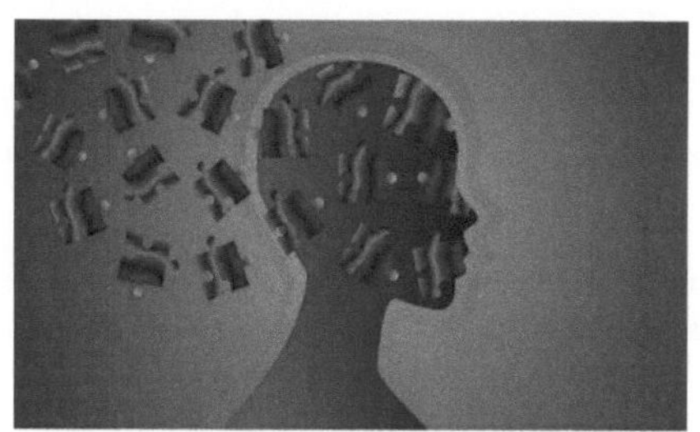

RECONHECIMENTO

Em primeiro lugar e acima de tudo, estou sempre em dívida para com o meu líder espiritual, Sua Santidade Parampujya Swami Harichaitnya Puri Maharajji, pela orientação filosófica inequívoca, graça e bênçãos divinas. Além disso, exprimo as minhas orações à Deusa Sarswati e ao Senhor Krishna.

Estou profundamente grato ao meu orientador, ***Dr. Vishwas D. Kadam,*** *Guia, Leitor, Departamento de Medicina Oral e Radiologia, cuja experiência, paciência e encorajamento foram inestimáveis ao longo desta investigação. O seu feedback perspicaz e o seu apoio inabalável guiaram-me através dos desafios e ajudaram a moldar esta dissertação na sua forma final. Gostaria também de estender os meus sinceros agradecimentos à Chefe de Departamento,* ***Dra. Lata Kale,*** *Professora, Diretora, Departamento de Medicina Oral e Radiologia, Faculdade de Medicina Dentária e Hospital Chhatrapati Shahu Maharaj Shikshan Sanstha, Aurangabad, pela sua liderança e apoio. Um agradecimento especial à equipa da* ***Dra. Amruta Bansode,*** *do* ***Dr. Kapil Pawar, da Dra. Rupali Mhaske*** *e* ***do Dr. Ashish Zope****, cuja orientação e apoio preciosos foram cruciais para a boa evolução da minha investigação.*

Estou profundamente grato aos meus pais, ***Sr. Sanjay Baride*** *e* ***Sra. Shubhada Baride****, pelo seu amor incondicional, apoio e sacrifícios. O vosso constante encorajamento e crença nas minhas capacidades foram a minha maior motivação. Estou eternamente grata pelos valores e determinação que me incutiram. Aos meus sogros,* ***Sr. Mukund Kulkarni, Sra. Shubhangi Kulkarni*** *e cunhada* ***Sra. Renuka Kulkarni****, obrigada pela vossa compreensão, paciência e apoio durante este período exigente. Estou profundamente grata ao meu marido* ***Omkar Kulkarni****, cujo amor, bondade e compreensão têm sido uma fonte constante de força.*

Por último, gostaria de agradecer aos meus seniores ***Dr. Rayyan Hashmi*** *e* ***Dr. Nida Shaikh,*** *aos colegas* ***Dr. Shraddha Rasne*** *e* ***Dr. Manisha Bansode****, e aos juniores* ***Dr. Shivani Tawade, Dr. Humera Shaikh, Dr. Smita Khandare*** *que contribuíram direta ou indiretamente para a realização desta dissertação. O vosso apoio, quer através de discussões estimulantes, encorajamento emocional ou assistência prática, foi inestimável. Agradeço-vos a todos do fundo do coração.*

Dr. Preeti Sanjay Baride

ÍNDICE

RECONHECIMENTO 2

1.INTRODUÇÃO 4

2. ANTECEDENTES HISTÓRICOS 8

3. DEFINIÇÃO E TERMINOLOGIA 11

4. STRESS E RESPOSTA DO CORPO 14

5. CLASSIFICAÇÃO DAS PERTURBAÇÕES
PSICOSSOMÁTICAS ORAIS 22

6. MEDICINA ORAL PSICOSSOMÁTICA 25

7. SÍNDROME DE DISFUNÇÃO DA DOR MIOFACIAL 27

8.DOR FACIAL ATÍPICA 44

9. SÍNDROME DA BOCA ARDENTE 54

10.LÍQUEN PLANO ORAL 70

11.ESTOMATITE AFTOSA RECORRENTE 90

12.DOENÇAS PERIODONTAIS RELACIONADAS COM
CAUSAS PSICOGÉNICAS 109

REFERÊNCIAS 117

1. INTRODUÇÃO

A saúde é um estado de completo bem-estar físico, mental e social e não apenas a ausência de uma doença ou enfermidade. A saúde mental é um estado de bem-estar mental que permite às pessoas lidar com as tensões da vida, realizar as suas capacidades, aprender bem, trabalhar bem e contribuir para a sua comunidade. As doenças mentais afectam pessoas de todas as nações e a todos os níveis económicos. Um dos principais objectivos em matéria de saúde de uma nação deve ser a melhoria da saúde e do funcionamento social das pessoas com doenças mentais. As perturbações psiquiátricas afectam o comportamento e o nível de funcionamento de um indivíduo.(1)

As perturbações psicossomáticas são definidas como perturbações caracterizadas por alterações fisiológicas que têm origem, em parte, em factores emocionais. Uma doença psicossomática envolve tanto o corpo como a mente. Estas doenças apresentam sintomas físicos que têm origem em causas mentais ou emocionais. As mais comuns são o stress, a ansiedade e a depressão.(2)

O termo psicossomático deriva das palavras gregas psyche e soma. "Psique" em tempos antigos significava "alma ou mente" que agora também implica "comportamento". "Soma" refere-se ao "organismo físico do corpo". Há séculos que se sabe que os factores psicológicos/emocionais estão relacionados com muitas doenças físicas. Tradicionalmente, consideramos que a mente (psique) e o corpo (soma) estão separados, mas onde e como é que eles interagem? Como resposta, o conceito básico da medicina psicossomática foi claramente descrito por Sigmond Freud, que utilizou o termo "histeria de conversão", que não é mais do que uma mudança no comportamento expressivo, ou seja, de uma emoção não resolvida para um sintoma somático.(2,3)

A Associação Americana de Psiquiatria (1952), na sua nomenclatura padrão, reconheceu a ambiguidade no uso da palavra "psicossomático" e cunhou a designação "perturbação autonómica e visceral psicofisiológica" para os sintomas que se manifestam devido a um estado exagerado crónico da expressão fisiológica normal das emoções; estes estados fisiológicos e viscerais a longo prazo podem eventualmente levar a alterações estruturais em vários órgãos.(4)

O conceito de medicina psicológica, que remonta à origem da própria medicina, foi incluído na primeira edição do "Diagnostic and Statically Manual, Mental Disorder" (DSM-1) em 1952 como "perturbações psicossomáticas" e no DSM-II, publicado em 1968, como perturbações psicofisiológicas autonómicas e viscerais. Na década de 1980, o DSM-III passou a designá-la por "fator psicológico que afecta as condições físicas". Este termo descreve a interação da mente "psique" e do corpo ou "soma" de forma demasiado vaga.(5)

O crescimento das doenças mentais na população aumentou drasticamente, o que constitui um grave problema de saúde pública. Estas condições podem causar alterações patológicas no corpo, e a cavidade oral não é exceção. Acredita-se que a cavidade oral está representada tão intensamente no sistema nervoso central como nenhuma outra área do corpo humano. Uma vez que a mucosa oral é extremamente sensível a influências emocionais como o stress, a ansiedade e a depressão, as doenças orais podem surgir como uma expressão direta das emoções ou indiretamente - como resultado de várias perturbações psicológicas.[4]

A boca é a estrutura complexa e delicada da cabeça e de outras partes do corpo. É a única parte do corpo que contém tanto simbolismo e desempenha muitas funções. Assim, é designada por William Osler como "ESPELHO DA CAVIDADE ORAL". Está direta ou simbolicamente relacionada com os principais instintos e paixões humanas. A mucosa oral é altamente reactiva a influências psicológicas, como o stress, a ansiedade e a depressão. As doenças orais podem surgir como uma expressão direta das emoções ou indiretamente - devido a várias perturbações psicológicas[2,3] Um vasto espetro de perturbações psiquiátricas afecta as estruturas orais e para-orais que têm uma causa psicossomática definida, mas infelizmente permanecem por reconhecer devido à natureza comum e limitada das suas caraterísticas de apresentação.[2]

O reconhecimento dos sintomas psicogénicos é geralmente um diagnóstico por exclusão, mas é importante tentar reconhecê-los. Os sintomas causam sofrimentos reais suficientes ao doente. A persistência dos sintomas durante muito tempo, por vezes durante anos, provoca sintomas bizarros, como dores insuportáveis aparentemente exageradas, apesar de a saúde física ou o sono serem normais.[6]

As alterações orais de etiologia psicossomática continuam a ser um subgrupo insuficientemente confirmado e não investigado das doenças psicossomáticas, há muito conhecidas pela medicina. Muitas delas, que se acredita serem de carácter psicossomático, ainda não têm uma explicação suficiente da sua etiologia, ou esta é considerada multicausal.[5]

De acordo com Shore, a ponte entre a cavidade oral e o resto do corpo é a mandíbula. As quatro partes compensadoras do sistema estomatognático são os dentes, o periodonto, a articulação temporomandibular e o sistema neuromuscular. Quando o equilíbrio entre estas estruturas está em completa harmonia, resultando num envelhecimento fisiológico, quando este equilíbrio é perturbado, podem desenvolver-se condições patológicas. Muitos pacientes dentários queixam-se de sintomas orais após o tratamento dentário, tais como dor crónica ou desconforto oclusal, para os quais a causa permanece indeterminada. Pensa-se frequentemente que esses sintomas são de origem mental ou emocional, e considera-se que os pacientes têm uma "doença psicossomática oral". Sintomas orais medicamente inexplicados (muos) Os pacientes que se queixam de sintomas físicos sem etiologias identificáveis são comuns na prática médica clínica. Tais sintomas são conhecidos como sintomas medicamente inexplicáveis (MUS) e são problemáticos para muitos médicos. Os médicos dentistas tendem a tratar excessivamente estes pacientes, e os procedimentos excessivos ou desnecessários agravam-nos. Na ausência de uma estratégia de gestão eficaz, a doença atípica do doente, juntamente com os comportamentos de procura de ajuda e as preocupações com uma doença não reconhecida, persistem, enquanto a frustração e as tensões aumentam entre o dentista e o doente. Os problemas destes pacientes têm sido chamados de "distúrbios psicossomáticos orais"; mas devido à implicação de que o problema é "psicogénico", os pacientes têm relutância em aceitar o diagnóstico. Por conseguinte, é preferível utilizar outro termo, "sintomas orais medicamente inexplicáveis" (MUOS).[7]

As seguintes doenças são condições orais em que a etiologia da doença não foi encontrada, mas que se considera estarem relacionadas com factores psicológicos odontalgia atípica, síndrome da mordida fantasma, cenestopatia oral ou halitofobia [Figura 1.1].[8]

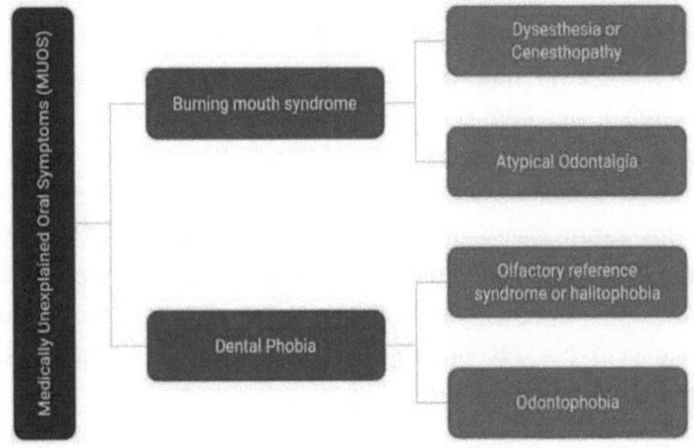

Figura 1.1. Componentes dos sintomas orais clinicamente inexplicáveis (MUOS).

Esta diretriz encoraja os médicos a considerar um diagnóstico de MUOS se
(i) O doente foi submetido a um nível invulgar de investigações e/ou visitou um número significativo de especialistas hospitalares para o seu diagnóstico,
(ii) Existe um historial familiar de MUOS,
(iii) O médico experimenta um elevado nível de ansiedade quando vê um doente ou a sua família e sente-se pressionado a encaminhá-lo para mais investigações ou para outros especialistas,
(iv) O médico sente-se irritado com o doente ou com a família por não melhorar,
(v) Se o doente apresentar sintomas desproporcionados em relação às investigações, ou
(vi) Se um dos pais estiver demasiado empenhado no estado da criança.[9]
Há uma série de perturbações que afectam as estruturas orais e para-orais e que têm uma causa psicossomática definitiva.[10]

Os casos que são difíceis de diagnosticar são frequentemente considerados doenças invisíveis, uma vez que pode não haver sinais aparentes de doença após um exame superficial. As pessoas que lutam com estas doenças cansam-se de não serem ouvidas e de lhes ser dito que os seus sintomas são imaginários, auto-infligidos ou psicossomáticos. Consequentemente, expressam frequentemente sentimentos de abandono por parte dos médicos e do sistema de saúde, o que leva a um risco acrescido de pensamentos suicidas, tentativas de suicídio e suicídios, em comparação com a população em geral.[9]

O líquen plano é uma doença mucocutânea inflamatória crónica, que se pode manifestar na mucosa oral. O líquen plano afecta 0,1-4% de várias populações, a doença afecta geralmente mulheres de meia-idade a idosas.[11] Atualmente, a causa exacta do líquen plano não é clara. Os conceitos actuais de patogénese incluem factores imunológicos e genéticos. Além disso, o stress emocional, a doença hepática e os medicamentos também têm sido implicados como factores causais.[12]

A estomatite aftosa é comum em todo o mundo, caracterizando-se por úlceras múltiplas, recorrentes, pequenas, redondas ou ovóides, com margens circunscritas, halo eritematoso e pavimentos amarelos ou cinzentos, que se apresentam normalmente na infância ou na adolescência. A sua etiologia e patogénese não são totalmente claras, mas existe uma predisposição genética com fortes associações com os genótipos das interleucinas e, por vezes, com uma história familiar. Muitos estudos confirmaram a associação entre o stress e o aparecimento de estomatite aftosa recorrente (EAR). O diagnóstico é feito exclusivamente por razões clínicas e deve ser diferenciado de outras causas de ulceração recorrente, nomeadamente da doença de Behçet. O tratamento continua a ser insatisfatório, uma vez que os corticosteróides tópicos e a maioria dos outros tratamentos apenas reduzem a gravidade da ulceração, mas não impedem a recorrência.[(13)]

A Síndrome da Boca Ardente (SBA) é uma síndrome de dor crónica que afecta principalmente mulheres idosas de meia-idade com alterações hormonais ou perturbações psicológicas. Esta condição é provavelmente de origem multifatorial, muitas vezes idiopática e a sua etiopatogenia permanece em grande parte obscura. A SDB representa uma doença com um prognóstico muito mau em termos de qualidade de vida, e o estilo de vida da doente pode piorar quando ocorrem disfunções psicológicas.[(14)]

Continua a faltar um número adequado de estudos que apresentem amostras epidemiológicas adequadas de doentes com SMC. Assim, a prevalência da SGB parece ser estimada de forma muito imprecisa. Estudos anteriores relataram intervalos variados e extremamente grandes de prevalência da SGB, de 0,7% a 4,6% ou mais.[(15)]

O reconhecimento e a compreensão das perturbações psicossomáticas que afectam a cavidade oral são fundamentais nos domínios do diagnóstico e do tratamento. Estas perturbações sublinham a intrincada ligação entre o bem-estar psicológico e a saúde oral, necessitando de uma abordagem holística aos cuidados do doente. Em conclusão, é fundamental que os domínios do diagnóstico e do tratamento reconheçam e compreendam as doenças psicossomáticas que afectam a cavidade oral. Estas condições realçam a estreita relação entre a saúde psicológica e a saúde oral, tornando necessária uma abordagem abrangente aos cuidados do doente. Através do reconhecimento do impacto dos factores psicológicos nos sintomas orais, os médicos podem garantir um diagnóstico preciso, regimes de tratamento personalizados e um controlo eficaz dos sintomas. Além disso, a descoberta precoce torna possível pôr em prática medidas preventivas, o que promove a capacitação do doente e o seu bem-estar geral.

2. ANTECEDENTES HISTÓRICOS

A noção de que a mente afecta os processos orgânicos e de que o que acontece no corpo está mais ou menos intensamente ligado aos padrões de pensamento e emocionais, foi frequentemente descrita ao longo da história. Hipócrates (460-377 a.C.), o pai da medicina clínica, explicou sobre quatro fluidos corporais (humores) que, quando em desequilíbrio, levavam a várias doenças físicas. Os desequilíbrios humorais que se pensava causarem doenças, na sua opinião, também produzem estados emocionais caraterísticos e crónicos. Embora Hipócrates possa ter-se enganado nos pormenores, forneceu uma orientação presciente relativamente à possível ligação entre emoção e saúde.(16)

O sistema "psique - alma/soma - corpo" tem sido um tema filosófico essencial pelo menos desde há 2500 anos. Na Grécia antiga, Anaxágoras (500-428 a.C.) estabeleceu uma distinção entre os dois. Nos anos 1600, René Descartes propôs que a principal função da alma está relacionada com a capacidade de pensar/intelectual e que todas as outras funções fazem parte do domínio físico.(17)

Descartes chamou à componente orgânica a res extensa (matéria extensa), por oposição à res cogitans (matéria pensante), a sua designação para a alma. A partir de então, a perceção do corpo como um sistema predominantemente mecânico tornou-se preponderante na cultura ocidental. Este conceito tinha sido documentado na história da Índia, na Ayurveda. O célebre sábio e erudito indiano Patanjali enfatizou o "ioga" como um caminho para uma mente saudável, um corpo forte e a espiritualidade, que permite a um indivíduo alcançar a auto-realização. O conceito mente-corpo também aparece na literatura ocidental no que respeita ao desenvolvimento da medicina psicossomática. A relação entre uma mente sã e a manutenção de um corpo saudável tem sido reconhecida ao longo da maior parte da história registada. Os antigos romanos e gregos falavam da importância da atitude mental e do temperamento do doente no tratamento das doenças físicas. No mundo islâmico medieval, os psicólogos-físicos persas Ahmed ibn Sahl al- Balkhi e Haly Abbas desenvolveram uma compreensão precoce da doença, que se devia à interação entre a mente e o corpo. Aperceberam-se de como a fisiologia e a psicologia de um doente podem ter um efeito mútuo. Encontraram correlações entre os doentes que eram física e mentalmente saudáveis e entre os que eram física e mentalmente doentes. A máxima de Platão é inequívoca: "Qualquer defeito da psique ou do soma é a ocasião da maior discórdia e desproporção na ordem." Foi só na segunda metade do século passado que a necessidade de recuperar uma visão integrada da vida humana levou à inclusão e concetualização, no pensamento moderno, do importante papel desempenhado pelas emoções e pelos laços afectivos na saúde e na doença.(18)

Heinroth, em 1818, cunhou o termo "psicossomático". O conceito básico da medicina psicossomática foi introduzido pela primeira vez por Sigmond Freud, que utilizou o termo histeria de conversão para descrever a reação em que os conflitos emocionais são convertidos em sintomas corporais ou somáticos. Quando uma emoção não pode ser expressa de forma normal ou consciente, o indivíduo pode resolver esta frustração através de actos agressivos evidentes e obter alívio desta forma. No entanto, se o indivíduo tiver acumulado tensão, que não consegue aliviar, então a tensão pode ser subconscientemente expressa como sintoma somático através da conversão. Uma vez que os tecidos orais são de elevado potencial psicológico, os sintomas orais são uma manifestação psicossomática comum. Freud

interessou-se profundamente pelas doenças psicossomáticas na sequência da sua correspondência com Georg Groddeck que, na altura, investigava a possibilidade de tratar doenças físicas através de processos psicológicos.[19]
Em 1892, o Dr. Sigmund Freud colaborou com o Dr. Josef Breuer num estudo dos sintomas histéricos, mais tarde redefinidos como "perturbações de conversão". As técnicas e teorias da psicanálise surgiram como respostas aos problemas apresentados pelas pacientes histéricas. Freud afirmava acreditar que os sintomas histéricos representavam uma forma anormal de descarga. Quando uma pessoa experimenta um acontecimento significativo, Freud propõe que uma descarga de sentimentos é a reação habitual. Quando essa descarga é evitada à medida que o acontecimento ocorre, podem desenvolver-se sintomas histéricos. Esta constatação crucial de uma relação entre a doença psíquica e a energia emocional foi assim encontrada. Os conceitos de Ego, Id e Superego foram utilizados por Freud para descrever a estrutura da psique. O sistema nervoso central e o conceito de "ego" de Freud são interdependentes. De acordo com Nunnely, no momento em que o ego encontra mecanismos corporais primitivos mais profundos é onde o ego encontra o outro conceito freudiano, o 'id'. O consciente (ego) encontra o inconsciente (id). Wilhelm Reich, um entusiasta das primeiras teorias de Freud sobre psicanálise, expandiu a investigação deste último sobre a ansiedade e, entre outras contribuições iniciais, descreveu como esta parece ser uma contrapartida psíquica de uma neurose vasomotora (um conceito desatualizado que se refere a alterações no sistema circulatório devido a disfunções involuntárias do sistema nervoso). O desenvolvimento desta teoria numa compreensão psicossomática completa exigiu muitos mais anos e mais investigação, após o que surgiu a base para abordagens psicoterapêuticas relacionadas que incluem o tratamento emocional associado a técnicas de trabalho corporal.[20]
O conceito de medicina psicológica foi incluído na primeira edição do "Manual de diagnóstico e estatística das perturbações mentais" (DSM-1), em 1952, como "perturbações psicossomáticas" e no DSM-II, publicado em 1968, como perturbação psicofisiológica autonómica e visceral. Na década de 1980, o DSM-III passou a designá-lo por "fator psicológico que afecta as condições físicas". Franz Alexander liderou o movimento que procurava a inter-relação dinâmica entre a mente e o corpo.[21] Desde os anos 70, devido ao trabalho de Thure von Uexkull e dos seus colegas na Alemanha, a teoria biossemiótica tem sido utilizada como base teórica para a medicina psicossomática. Em particular, o conceito de umwelt e a teoria do organismo de Jakob von Uexkull foram considerados úteis como uma abordagem para descrever os fenómenos psicossomáticos. O termo "psicossomático" é utilizado para se referir a uma variedade de conceitos, desde as doenças à investigação biopsicossocial e ao trabalho de ligação à consulta. A palavra "psicossomático" é frequentemente utilizada para descrever doenças de uma forma pejorativa. Uma doença psicossomática é uma doença que envolve tanto a mente como o corpo. Também chamada doença psicofisiológica. As doenças psicossomáticas são perturbações do corpo (somáticas), que se pensa serem iniciadas ou agravadas por perturbações fisiológicas que persistem durante mais de 2 anos. Existe um aspeto mental em todas as doenças físicas. A forma como reagimos e lidamos com a doença varia muito de pessoa para pessoa. As doenças mentais podem ter efeitos físicos. A mucosa oral é altamente reactiva às influências psicológicas. Em alguns casos, a doença oral pode ser a expressão direta de emoções ou conflitos, enquanto noutros casos as lesões da boca podem ser o resultado indireto de um problema emocional. A

boca está direta ou simbolicamente relacionada com os principais instintos e paixões humanas. A boca representa o órgão de expressão de certos desejos instintivos e é alterada com o potencial psicológico. As alterações orais de etiologia psicossomática constituem ainda um subgrupo inexplorado das doenças psicossomáticas, há muito conhecidas pela medicina. Muitas delas, que se acredita serem de carácter psicossomático, ainda não têm uma explicação suficiente para a sua etiologia, ou esta é considerada multicausal. Há uma série de doenças que afectam as estruturas orais e para-orais, que têm uma causa psicossomática definitiva.[22]
A psicossomática ou o problema psicofisiológico (relação mente - corpo) é uma questão que se coloca há milhares de anos. O termo "psicossomático" foi usado pela primeira vez por Heinroth (1818) quando discutiu os aspectos psicossomáticos da insónia e foi mais tarde popularizado pelos psiquiatras alemães Jacobi & Nasse. O psicanalista Franz Alexander (1935), considerado o fundador da medicina psicossomática, propôs um modelo teórico que explica o mecanismo das perturbações psicossomáticas, que está na base de grande parte do trabalho clínico e da investigação até à data.[7]

3. DEFINIÇÃO E TERMINOLOGIAS

3.1. Psicologia -

É a especialidade da ciência que estuda o funcionamento da mente normal, as percepções, os órgãos dos sentidos, a formação da personalidade, a aprendizagem, a raiva, o stress, etc. Sperling chama-lhe a ciência do comportamento e da experiência individual.(21)

3.2. Psiquiatria -

É o ramo das ciências médicas que diagnostica e trata as doenças da mente, e também tenta elucidar as perturbações que se encontram na zona crepuscular da mente e do corpo, ou seja, as perturbações psicossomáticas. Sperling define-a como o estudo e o tratamento das perturbações mentais e emocionais.(23)

3.3 Perturbações psicossomáticas -

O DSM-II, 1968, definiu as perturbações psicossomáticas como sintomas psicossomáticos que são causados por factores emocionais e que envolvem um único sistema de órgãos, geralmente sob inervação do sistema nervoso autónomo. As alterações psicológicas envolvidas são as que normalmente acompanham certos estados emocionais, mas nestas perturbações as alterações são mais intensas e sustentadas. O indivíduo pode não ter consciência dos seus estados emocionais.(2)

3.4 Stress -

Trata-se de uma resposta indesejável ou ameaçadora para a saúde do organismo, provocada por influências externas deletérias (factores de stress).(19)

3.5 Ansiedade -

É um estado emocional desagradável caracterizado por medo e sintomas físicos indesejados e angustiantes. É uma resposta normal e adequada ao stress, mas torna-se patológica quando é desproporcionada em relação à gravidade do stress, continua após o fim do stress ou ocorre na ausência de qualquer stress externo.(24)

3.6 Depressão -

É uma resposta mais grave, mas injustificada, ao stress, especialmente num primeiro episódio. A sua descrição varia desde um sentimento de infelicidade normal, passando por formas persistentes e generalizadas de sentir e pensar, até à psicose. Muitos doentes apresentam inicialmente sintomas físicos (somatização), e alguns podem apresentar múltiplos sintomas de depressão na aparente ausência de humor baixo (depressão "mascarada").

3.6.A. Caraterísticas principais -

- Mau humor generalizado
- Perda de interesse e de prazer
- Redução da energia, diminuição da atividade

3.6.B. Outras caraterísticas -

- Pouca concentração e atenção
- Baixa autoestima e auto-confiança
- Ideias de culpa e indignidade
- Visão pessimista e sombria do futuro
- Ideias ou actos de auto-flagelação ou suicídio
- Sono perturbado
- Diminuição do apetite

O stress, a ansiedade e a depressão podem ser rastreados e medidos por instrumentos como questionários, que são aceitáveis para os pacientes, têm sensibilidade e especificidade adequadas na sua capacidade de identificar essas perturbações e são sensíveis a alterações.[(23)]

3.7 Neurose:

Perturbação devida a conflitos emocionais não resolvidos, sendo a ansiedade a sua principal caraterística. Uma neurose é geralmente menos grave do que uma psicose, com uma perda mínima de contacto com a realidade; no entanto, o pensamento e a capacidade de julgamento podem ser prejudicados. Uma doença neurótica é uma tentativa de resolver conflitos emocionais inconscientes que prejudicam a eficácia da pessoa.[(23)]

3.8 Compulsão:

Um impulso insistente, repetitivo, intrusivo e indesejado para realizar um ato que é frequentemente contrário aos desejos ou padrões conscientes da pessoa. Pode ser um substituto defensivo de ideias e desejos ocultos e mais inaceitáveis. A incapacidade de realizar o ato compulsivo resulta em ansiedade manifesta.[(16)]

3.9 Somatização:

A somatização é uma forma de neurose profunda e foi definida como "uma tendência para sentir e comunicar angústia e sintomas somáticos que não são explicados por achados patológicos, para os atribuir a uma doença física e para procurar ajuda médica para os resolver".[(24)]

3.10 Neurose hipocondríaca:

Aqui existe uma preocupação persistente com a saúde. O doente está preocupado com os seus sintomas e sinais corporais, tem fobia à doença, está convencido da sua presença e, além disso, reage mal à tranquilização. No entanto, a hipocondria transitória é uma reação comum a acontecimentos stressantes, por exemplo, os estudantes de medicina podem desenvolver tumores cerebrais, doença de Hodgkin ou SIDA antes dos exames.[16]

3.11 Neurastenia:

Caracteriza-se por lassidão, fadiga, dores de cabeça e perturbações do sono.[16]

4. STRESS E RESPOSTA DO ORGANISMO

4.1 Stress :

Stress, o termo cunhado por Hans Selye que observou que muitas formas altamente diversas de perturbar o organismo resultavam em respostas fisiológicas comuns. O stress refere-se tanto a um sujeito como a um predicado, um acontecimento e a consequência desse acontecimento. O sistema adrenocortical é o principal responsável pela estimulação total do stress. O stress pode ser definido como a resposta psicofisiológica do organismo a um desafio ou ameaça percebidos (Breivik et al 1996). O stress tem sido associado a condições que incluem doenças cardiovasculares, distúrbios gastrointestinais, malignidade, doenças auto-imunes, neurodermatite e doenças infecciosas (figura 4.1). O stress não é o que acontece a alguém, mas a forma como alguém reage ao que acontece" (Breivik etal 1996)[(25)]

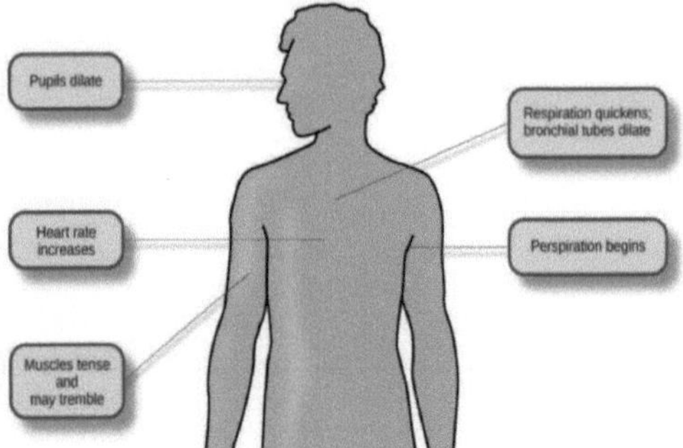

Figura.4.1 : O stress e a resposta do corpo ao mesmo

4.2 Síndrome de Adaptação Geral :

Hans Selye, ainda estudante de medicina, descobriu que os pacientes que sofriam de doenças diferentes apresentavam frequentemente sintomas semelhantes que podiam constituir uma única síndrome. Estas evidências confrontaram-no de novo quando procurava novas hormonas, a partir de extractos de vaca dos ovários, no Departamento de Bioquímica da Universidade McGill, em Montreal. No seu estudo, os efeitos atribuídos em primeiro lugar a uma hormona do ovário foram igualmente observados após a administração de vários outros extractos de diversos órgãos e de substâncias tóxicas.[(26)] Estas últimas, independentemente do método de preparação, induziam as mesmas alterações: aumento do tamanho do córtex suprarrenal, úlceras gastrointestinais, involução do timo e dos gânglios linfáticos, constituindo assim a chamada "Síndrome de Adaptação Geral"[(25)] A Síndrome de Adaptação Geral (SAG) de Selye baseava-se na observação de que o stress influencia significativamente a função endócrina através do hipotálamo e da hipófise anterior, levando ao aumento e à função do córtex suprarrenal [Figura 4.2].[(27)]

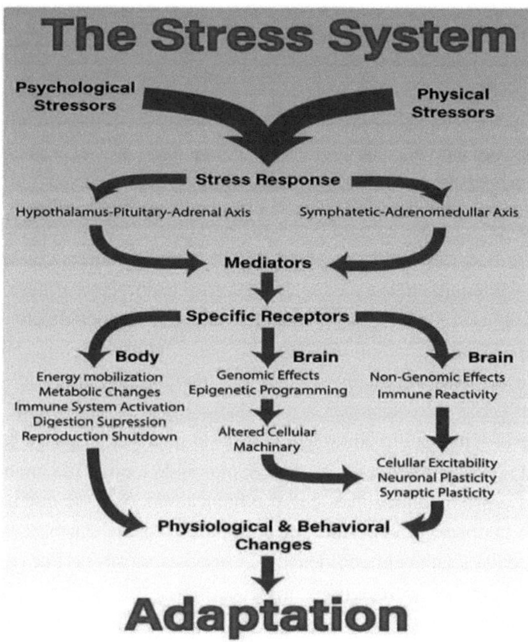

Figura 4.2 Síndrome de adaptação geral de Selye

4.3 Biomarcadores de stress :

O primeiro são os marcadores do sistema nervoso, como as catecolaminas, a adrenalina, a noradrenalina e a dopamina no sangue, na urina e na saliva.

O segundo são os marcadores do sistema endócrino, como os corticóides (cortisol, 17-hidroxicorticosteróide e aldosterona) no sangue, na urina e na saliva, e a ACTH no sangue.

O terceiro são os marcadores do sistema imunitário, como o número total de linfócitos e subconjuntos de linfócitos, como as células T, as células B e as células assassinas naturais (NK), a atividade das células NK, a reatividade aos mitogénios, a imunoglobulina (IgA, IgM, IgG e IgE) e as citocinas, como a interleucina (IL)-1, a IL-2, a BL-6, o interferão (IFN) e o fator de necrose tumoral (TNF). Além disso, estes biomarcadores podem mudar para outras formas de stress, dependendo do tipo e da duração do stress inicial. A reação do corpo ao stress é definida como qualquer coisa (real, simbólica ou imaginada) que ameace a sobrevivência de um indivíduo e que o leva a pôr em prática respostas que procuram diminuir o impacto do stressor. O stress provoca o desenvolvimento de respostas fisiológicas que procuram reagir aos factores de stress, provocar uma resposta adaptativa e restaurar a homeostase.[26]

4.4 Resposta endócrina ao stress :

Em resposta ao stress, o nível de várias hormonas altera-se. As reacções ao stress estão associadas a um aumento da secreção de várias hormonas, incluindo os glucocorticóides, as catecolaminas, a hormona do crescimento e a prolactina, cujo efeito é aumentar a mobilização de fontes de energia e adaptar o indivíduo às suas novas circunstâncias.[(18)]

O CRF é segregado do hipotálamo para o sistema portal hipofisário hipofisário. O CRF actua na pituitária anterior para desencadear a libertação da hormona adrenocorticotrófica (ACTH). Quando a ACTH é libertada, actua na suprarrenal para estimular a síntese e a libertação de glucocorticóides (Figura 4.3). Os glucocorticóides têm uma miríade de efeitos no organismo, mas as suas acções podem ser resumidas, a curto prazo, como a promoção da utilização de energia, o aumento da atividade cardiovascular (ao serviço da "resposta de fuga ou luta) e a inibição de funções como o crescimento, a reprodução e a imunidade". Este eixo hipotálamo-pituitária-adrenal está sujeito a um controlo rigoroso do feedback negativo pelos seus próprios produtos finais (ACTH e cortisol) a vários níveis, incluindo a pituitária anterior, o hipotálamo e regiões cerebrais supra-hipotalâmicas, como o hipocampo. Sabe-se que o eixo hipotálamo-pituitária-adrenal é também influenciado por múltiplos sistemas extrínsecos, o que não deve ser surpreendente, dada a natureza coordenada da resposta ao stress: Por exemplo, para além do CRF, existem numerosos secretagogos que podem contornar a libertação de CRF e atuar diretamente para iniciar a cascata de glucocorticóides. Exemplos de tais secretagogos incluem catecolaminas, vasopressina e oxitocina. É interessante notar que diferentes factores de stress (por exemplo, stress pelo frio versus hipotensão) desencadeiam diferentes padrões de libertação de secretagogos, demonstrando mais uma vez que a noção de uma resposta uniforme ao stress para um fator de stress genérico é uma simplificação excessiva .[(5)] O seu significado fisiológico para a dor crónica permanece indeterminado; assim, as implicações diagnósticas e terapêuticas da maioria destas substâncias permanecem desconhecidas. No entanto, a constatação de que uma grande percentagem de doentes com dor crónica apresenta um correlato neuroendócrino do stress (por exemplo, valores alterados de DST) sugere que esta área de investigação pode ter implicações no diagnóstico ou no tratamento da dor crónica. Além disso, outros factores transmitidos pelo sangue servem como índices de inflamação dos tecidos. [(5,28)]

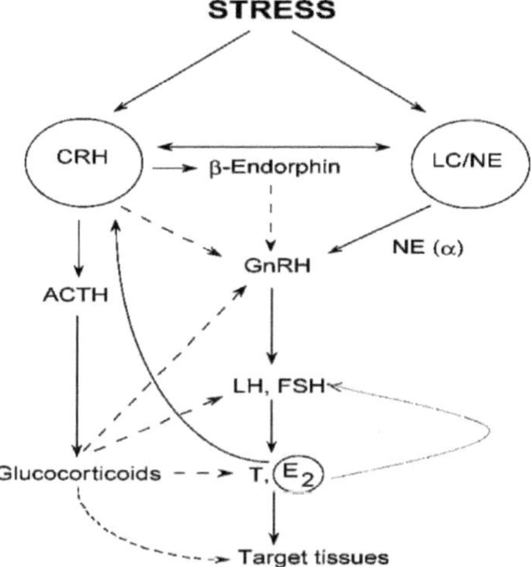

Figura 4.3: Representação esquemática das interações entre o eixo hipotálamo-pituitária-adrenal (HPA) e os eixos reprodutivo e de crescimento.

Uma caraterística relevante da resposta do eixo hipotálamo-pituitária-adrenal ao stress é que varia consoante o organismo (a maioria destes dados provém de ratos) é exposto ao stressor numa única ocasião, mais do que uma vez, ou durante um período prolongado. Curiosamente, ainda não foi possível contar com um modelo que possa prever se a sensibilização (uma resposta reforçada ao mesmo stress ao longo do tempo) ou a dessensibilização (uma resposta reduzida ao mesmo stress ao longo do tempo) ocorrerá para um determinado stressor. No entanto, o facto de a resposta ao stress poder mudar drasticamente em função da frequência e da duração da exposição realça a necessidade de especificar estes elementos quando se tenta compreender o papel do stress na doença psiquiátrica clínica(29)

4.4.A. Glucocorticóides:

Promover: Utilização de energia, aumento da vascularização, Reduzir: Imunidade, crescimento, reprodução.

4.4.B. Evidências experimentais:

A diminuição do número de eosinófilos e linfócitos no sangue começa após alguns minutos de injeção de cortisol.

Redução da produção de células T e de anticorpos.
Grandes doses: provoca atrofia dos tecidos linfóides. (25,27)

4.5 Resposta imunitária ao stress :

Parte da resposta ao stress consiste na inibição do funcionamento imunitário pelos glucocorticóides. No entanto, esta inibição pode refletir uma ação compensatória do eixo hipotálamo-pituitária-adrenal para atenuar outros efeitos fisiológicos do stress. O stress pode causar ativação imunitária através de uma variedade de vias. O próprio CRF pode estimular a libertação de norepinefrina através dos receptores CRF localizados no locus coeruleus, o que ativa o sistema nervoso simpático, tanto a nível central como periférico, e aumenta a libertação de epinefrina da medula suprarrenal. Além disso, existem ligações diretas de neurónios de norepinefrina que fazem sinapse em células-alvo imunitárias. Assim, face aos factores de stress, há também uma profunda ativação imunitária, que inclui a libertação de factores imunitários humorais (citocinas), como a interlucina-I (IL-1) e a IL-6 [Figura 4.4].[28]

O sistema imunitário exerce a sua função de vigilância/defesa constantemente e, na maior parte das vezes, de forma inconsciente para o indivíduo. Está bem estabelecido que os estímulos/insultos imunológicos/inflamatórios (por exemplo, doenças infecciosas, traumas acidentais ou operatórios e processos auto-imunes activos) estão associados à ativação simultânea do eixo HPA. Mais recentemente, tornou-se também evidente que as citocinas imunitárias e outros mediadores humorais da inflamação são activadores potentes dos sistemas centrais de neurotransmissores que respondem ao stress, constituindo o membro aferente do ciclo de feedback através do qual o sistema imunitário/inflamatório e o SNC comunicam. As três principais citocinas pró-inflamatórias, ou seja, o TNF-a, a IL-1 e a IL-6, são produzidas por esta ordem e em cascata nos locais de inflamação, ao passo que, ao entrarem na circulação sistémica, podem provocar a estimulação do eixo HPA in vivo, isoladamente ou em sinergia entre si.[30]

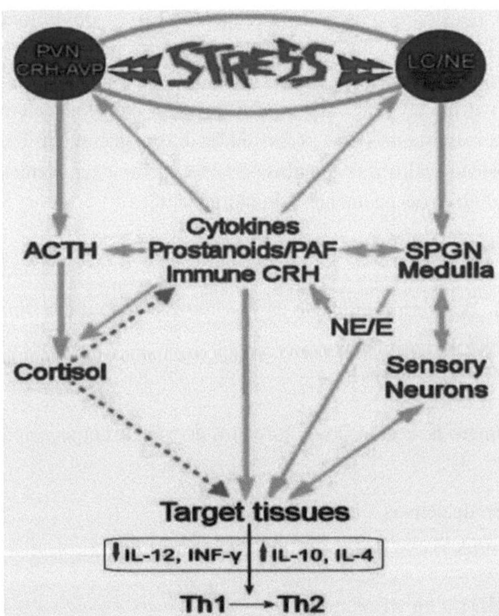

Figura 4.4 Representação esquemática das interações entre o stress e o sistema imunitário.

O consenso provisório sobre os efeitos do stress na função imunitária é que pequenas quantidades de stress podem melhorar a função imunitária. O stress excessivo parece prejudicá-la. O significado funcional para a saúde destas alterações da imunidade relacionadas com o stress continua por determinar.[28,29] Um aspeto intrigante da resposta imunitária é o facto de a CRH ser também segregada perifericamente em locais inflamatórios (CRH periférica ou imunitária) por neurónios simpáticos pós-ganglionares e por células do sistema imunitário (por exemplo, macrófagos e fibroblastos teciduladores).[31]

4.6 Resposta dos neurotransmissores ao stress :

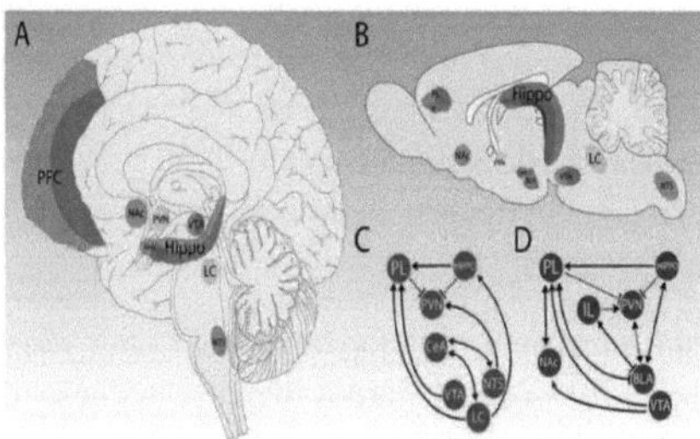

Figura 4.5: Resposta dos neurotransmissores ao stress Representação esquemática dos principais substratos neuroanatómicos responsáveis pelo processamento dos stressores físicos (rosa) e psicológicos (azul). Os painéis superiores mostram como o processamento neural para a deteção de diferentes tipos de stressores e a avaliação da situação envolvem várias estruturas, que podem sobrepor-se em alguns casos no cérebro humano e de roedores (A,B). Os painéis inferiores representam a forma como os stressores físicos e psicogénicos exigem o envolvimento de redes diferentes (C, D)

A resposta ao stress envolve um sistema eficiente, evolutivamente conservado e complexo, com modulação em vários níveis do sistema nervoso central (SNC), que rege a aprendizagem, a memória e a decisão estratégica. Os factores de stress de vários tipos activam os sistemas noradrenérgicos no cérebro (sobretudo no locus coeruleus) e provocam a libertação de catecolaminas do sistema nervoso autónomo. A exposição prévia ao stress crónico resulta num aumento da síntese de norepinefrina no cérebro, aparentemente através da indução da tirosina hidroxilase, o passo limitador da taxa de síntese de catecolaminas [Figura 4.5]. [25,31] Por outras palavras, o stress crónico pode atenuar a resposta do sistema nervoso autónomo a esse stress específico, mas deixa o animal mais sensível aos efeitos dos stressores subsequentes. Os factores de stress activam igualmente os sistemas serotoninérgicos no cérebro, como o demonstra o aumento da produção de serotonina. Dados recentes sugerem que, embora os glucocorticóides tendam a melhorar o funcionamento geral da 5HT, pode haver diferenças na regulação dos subtipos de receptores de serotonina pelos glucocorticóides, o que pode ter implicações para o funcionamento serotoninérgico na depressão e doenças relacionadas. Por exemplo, os glucocorticóides podem aumentar as acções mediadas pela serotonina (5-HT) tipo 2 (5-HT2) da 5-HT, contribuindo possivelmente para a intensificação das acções do sistema nervoso central destes tipos de receptores que têm sido implicados na fisiopatologia da perturbação depressiva major, o stress tem também o efeito de aumentar a neurotransmissão dopaminérgica na via mesoprefrontal.[29] Desde o final dos anos 80 que se tornou claro que os neurotransmissores aminoácidos e peptidérgicos estão também intrinsecamente envolvidos na resposta ao stress. Os estudos demonstraram que o fator libertador de corticotropina (CRF) (como neurotransmissor e não apenas como regulador hormonal do funcionamento do eixo hipotálamo-hipófise-adrenal), o glutamato através dos receptores N-metil-aspartato (NMDA) e o ácido gama aminobutírico (GABA) desempenham todos papéis importantes na geração da resposta ao stress ou na modulação de outros sistemas de resposta ao stress, como os circuitos cerebrais dopaminérgicos e noradrenérgicos. À medida que estas interações forem sendo melhor compreendidas, é provável que aumentem a base de conhecimentos sobre a forma como as respostas ao stress são coordenadas e individualizadas para factores de stress específicos. [29,31] O primeiro passo na resposta ao stress é a perceção de um fator de stress. Quando uma situação é percebida como uma ameaça, o cérebro recruta vários circuitos neuronais para manter a integridade fisiológica mesmo nas condições mais adversas.[32]

A secreção de cortisol tem um papel protetor, induzindo uma série de reacções biológicas (gluconeogénese, mobilização de ácidos gordos livres e redução da síntese proteica) que conduzem a um aumento das reservas energéticas. Além disso, a secreção de cortisol controla a ação dos glicocorticóides e os seus efeitos sobre os mecanismos de defesa imunocelulares, tal como descrito por estudos que sublinham a ação imunossupressora do cortisol para prevenir os efeitos tóxicos do mecanismo de defesa primário ativado em resposta ao stress. É provável que o stress crónico contribua para o desenvolvimento progressivo e a longo prazo da doença oral através de, pelo menos, duas vias distintas. Assim, uma diminuição da disponibilidade de cortisol em indivíduos traumatizados ou cronicamente stressados pode determinar uma maior vulnerabilidade a distúrbios corporais, promovendo uma desinibição de distúrbios imunitários, inflamação, síndromes de dor crónica e alergias [Figura 4.6].[34]

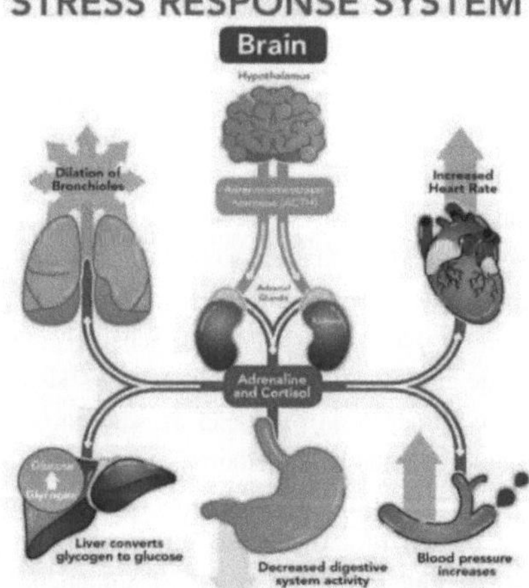

Figura 4.6: A via entre o cérebro, a glândula pituitária e a glândula suprarrenal, responsável pelo controlo das reacções do organismo relacionadas com o stress

4.7 A relação entre o stress e os sistemas neuro-endócrino-imunitário.

Os factores de stress sensorial estimulam o hipotálamo, que por sua vez estimula o córtex cerebral e as áreas associadas, e o sistema límbico, um centro de emoções, é assim estimulado. O sistema límbico e o tálamo activam o hipotálamo, que é o centro dos sistemas nervoso autónomo e endócrino. Em seguida, estes sistemas afectam o sistema imunitário, que produz várias citocinas.(35) . Os órgãos internos são influenciados por estes três sistemas. Por outro lado, estas hormonas, citocinas e materiais metabólicos também afectam o sistema nervoso central. Como se mostra aqui, quando funcionam normalmente, a resposta destes três sistemas ao stress resulta na manutenção da homeostasia dos órgãos.(22) Os níveis séricos de várias moléculas alteram-se numa resposta adaptativa ao stress. Reconhece-se a existência de fortes ligações interdependentes entre os estados neurocomportamentais/psicoemocionais relacionados com o stress e certos estados de doença "clássicos" relacionados com a autoimunidade, a inflamação, a malignidade, bem como com perturbações metabólicas, reprodutivas e do crescimento. Hormonas como a hormona tiroideia, as catecolaminas, o cortisol e a CRH [Figura 4.7]. Estes ajustamentos podem ser necessários para a reação de luta ou fuga do indivíduo em situação de stress. Por outro lado, a exposição prolongada ao stress pode ter uma série de efeitos negativos, incluindo doenças endócrinas. Além disso, muitas doenças endócrinas têm alterações na sua evolução clínica ou no seu estado como resultado do stress.(30)

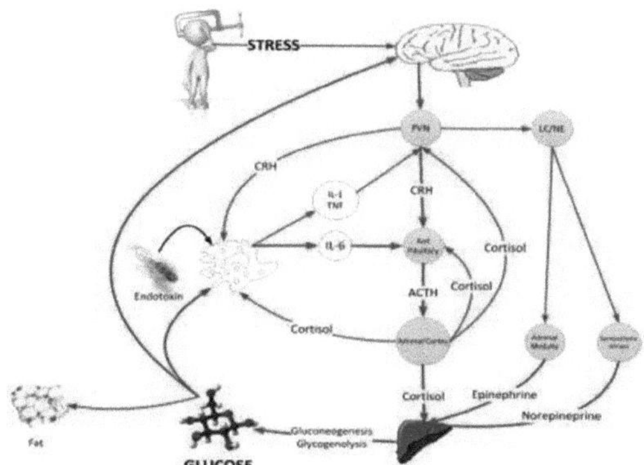

Figura 4.7. Interação entre o sistema nervoso central, o sistema endócrino e o sistema imunitário. Em condições fisiológicas, a norepinefrina (NE) ativa o eixo HPA e determina a produção de cortisol que, por sua vez, regula negativamente a produção de IL-1p. Durante o stress crónico e, sobretudo, no estado de resistência aos glucocorticóides, o aumento da IL-1p transforma este sinal inflamatório em sinal nervoso (NE). Por sua vez, o NE utiliza os ES (melatonina e cortisol) para contrabalançar novamente a IL-1p, mas este controlo não pode funcionar durante a resistência ao cortisol. A NE acaba por induzir uma distorção da resposta imunitária, com redução do IFN-y e da ativação Th1, e com desequilíbrio em relação à resposta Th2. A estrutura proteica da IL-1p foi retirada do banco de dados de proteínas RCSB.

5. CLASSIFICAÇÃO DAS PERTURBAÇÕES PSICOSSOMÁTICAS ORAIS

Quadro 5.1: Classificação das perturbações psicossomáticas orais segundo McCarthy PL e Shklar G(1980) (22)

(I)De acordo com McCarthy PL e Shklar G(1980) (22)	
Doença psicossomática oral	Líquen plano Estomatite aftosa Glossite Estomatite areata migratória
Doenças orais em que os factores psicológicos podem desempenhar algum papel etiológico	Eritema multiforme Penfigoide da membrana mucosa Doenças periodontais crónicas
Infecções orais em que o stress emocional é um fator de predisposição	Herpes labial recorrente Gengivite necrosante
Doenças orais induzidas por neurose	Leucoplasia
hábitos	Mordedura da mucosa oral (auto
	mutilação) Físico/mecânico
	irritação
	Doença dentária / periodontal
	produzido pelo bruxismo
Sintomas orais neuróticos	Glossodinia (Glossopirose) Disgeusia Dor nas mucosas

Quadro 5.2: Classificação das perturbações psicossomáticas orais Bailoor e Nagesh. (2001)(36)

II)Classificação das perturbações psicossomáticas orais Bailoor e Nagesh. (2001)(36)
Perturbações relacionadas com a dor - Síndrome de disfunção da dor miofacial Dor facial atípica
Diversos- Líquen plano oral-Cancerofobia Apthous-ANUG recorrente úlceras-Bruxismo

Tabela 5.3: Classificação das perturbações psicossomáticas orais de acordo com a apresentação dos sintomas[6, 22, 37]

II. Classificação de acordo com a apresentação dos sintomas (6, 22, 37)
A. DOR 1. Facial4. Odontalgia atípica Artromialgiaa) Periodontalgia idiopática Disfunção da ATMb) Síndrome da dor do dente fantasma 5. Dor intratável Dor miofacial6 . Dor psicótica (dor delirante) síndrome de disfunção 7. Encefalomielite mialgica 2. Dor facial atípica Síndrome de fadiga pós-viral Nevralgia facial atípica Síndrome do Royal Free Dor facial idiopática Doença islandesa 3. Cefaleia de tensão d) Neurastenia epidémica
B. PERTURBAÇÕES HISTÉRICAS OU DE CONVERSÃO
C. SOMATOPSÍQUICO1. Dismorfofobia PROBLEMAS2. Síndrome de Manchausen
D. ORAL7. Doenças periodontais PSICOSOMATICAa. Doenças ulcerativas necrotizantes agudas - gengivite Úlceras aftosasb. Gengivoestomatite atípica Ulceração factícia - c. Gengivite escoriativa (gengivite estomatite artefactaartefacta) Líquen plano. Tegose e somatização (oclusão parafuncional Tonguetraumatismo geográfico) Eritema multiforme. Síndrome de adaptação geral Membro mucoso8. Herpis Labialis penfigóide9. Bruxismo

Tabela 5.4: Classificação revista do tipo de trabalho simples proposta para as perturbações psicossomáticas relacionadas com a prática dentária[38]

IV) Proposta de revisão da classificação de tipo de trabalho simples para as perturbações psicossomáticas relacionadas com a prática dentária(38)
PERTURBAÇÕES RELACIONADAS COM A DOR Síndrome de disfunção da dor miofascial Dor facial atípica Dor odontogénica atípica Dor fantasma
PERTURBAÇÕES RELACIONADAS COM A ALTERAÇÃO DA SENSIBILIDADE ORAL Síndrome da boca ardente Xerostomia idiopática Disgeusia idiopática Glossodinia Glossopirose
PERTURBAÇÕES INDUZIDAS POR HÁBITOS NEURÓTICOS Doenças dentárias e periodontais causadas pelo bruxismo Mordedura da mucosa oral (auto-mutilação)
DOENÇAS AUTO-IMUNES Líquen plano oral Estomatite aftosa recorrente Psoríase Penfigoide da membrana mucosa Eritema multiforme
PERTURBAÇÃO CAUSADA POR UMA PERCEPÇÃO ALTERADA DA FORMA E DA FUNÇÃO DENTOFACIAL Perturbação dismórfica do corpo
DOENÇAS DIVERSAS Herpes labial recorrente Gengivoestomatite ulcerosa necrosante Doenças periodontais crónicas Cancerofobia Halitose ilusória

6. MEDICINA ORAL PSICOSSOMÁTICA

A saúde oral é um sinal de bem-estar físico total. Existe uma correlação entre o intelecto e a boca. A cavidade oral pode prever com exatidão o estado de consciência. A mucosa bucal é extremamente suscetível a impactos psicológicos, ao ponto de os sintomas bucais poderem ser o primeiro ou o único sinal de um problema de saúde mental. As variáveis emocionais podem afetar o início, a progressão e a exacerbação de certas doenças das oromucosas.(38)

Um vasto espetro de perturbações psiquiátricas pode afetar a região orofacial, onde, infelizmente, muitas vezes não são reconhecidas devido à natureza comum e limitada das suas caraterísticas de apresentação. Estas incluem dor, perturbações do movimento dos maxilares, sensação de ardor ou alteração da salivação ou ulceração.(6)

A associação do sofrimento emocional e mental com a boca pode ser interpretada de várias formas, com base na nossa compreensão dos aspectos anatómicos, fisiológicos e de desenvolvimento da função oral. Não só os lábios, a língua e a mucosa oral têm uma inervação sensorial excecionalmente rica, como também os músculos da expressão emocional têm as suas principais inserções na boca. Na infância, a boca desempenha um papel vital na exploração, alimentação e estabelecimento do vínculo afetivo com a mãe.(39)

Freud postulou que não só a fase oral do desenvolvimento determina importantes traços de personalidade, como também que os problemas nesta fase conduzem a uma predisposição para certas depressões numa fase posterior da vida. Por outro lado, os teóricos da aprendizagem vêem o papel da boca durante o desenvolvimento como um campo altamente especializado e delicado, que pode adquirir, em períodos críticos do crescimento, como a infância, a adolescência e a vida adulta, uma capacidade especial para a experiência de uma função prazerosa ou de uma dor emocional. Certamente, todos os observadores concordam que provar, comer, falar dão à região oral um significado especial no pensamento e no sentimento de cada paciente. (3) Vários autores estabeleceram uma relação entre o stress e a hipertensão arterial, as úlceras gástricas e a diabetes de tipo 2. Está a ser realizado um estudo semelhante para determinar e apoiar a importância do stress como fator etiológico de várias lesões orais, incluindo líquen plano oral, úlceras aftosas, síndrome da boca ardente e síndrome da disfunção da dor miofacial.(8)

Existem perturbações psicológicas com um impacto conhecido na saúde oral. A periodontite é uma doença oral comum que está associada a perturbações psicológicas como a doença de Parkinson, ansiedade, depressão, esquizofrenia e perturbações bipolares. A cárie dentária, a xerostomia e o bruxismo estão associados à demência.(9) Os antipsicóticos e os depressores podem ser prescritos com maior frequência à medida que as doenças mentais se tornam mais prevalentes. Estes medicamentos acarretam um risco de efeitos secundários, incluindo bruxismo e xerostomia, que têm um impacto negativo na cavidade oral.(40) Uma representação esquemática das perturbações de saúde mental e da sua manifestação oral está ilustrada na [Figura 6.1].(41)

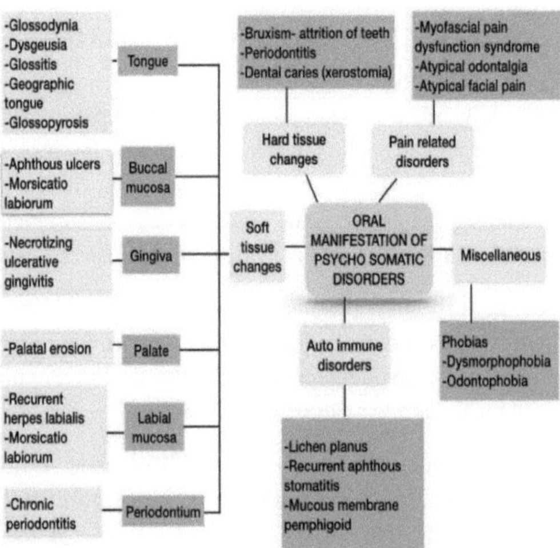

Figura 6.1. Diagrama esquemático que mostra a manifestação oral das perturbações psicossomáticas.[41]

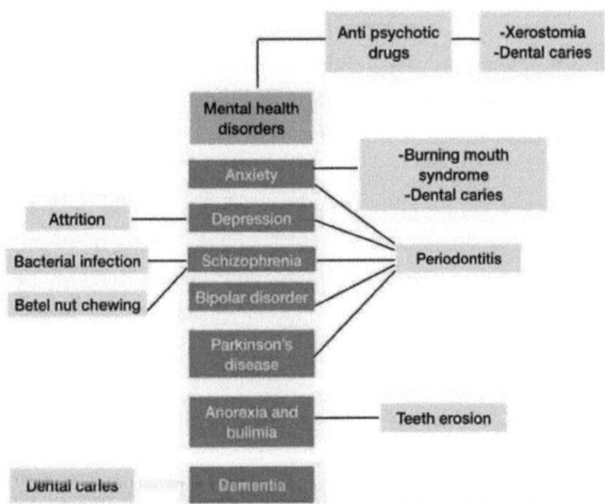

Figura 6.2. Manifestações orais de perturbações de saúde mental.[42]

Na prática diária, os dentistas deparam-se frequentemente com pacientes que apresentam sinais de diferentes perturbações mentais, tais como ansiedade, medo e várias formas de neuroticismo. Assim, os factos acima referidos implicam a necessidade de examinar a possibilidade de uma relação entre a saúde oral e a saúde mental, e particularmente se existem alterações mentais negativas a longo prazo e/ou certos traços de personalidade que podem ter um efeito na membrana mucosa oral através de um mecanismo psicossomático [Figura 6.2].[42] É indubitável que o stress desempenha um papel na etiologia das perturbações psicossomáticas orais; a secção seguinte trata de várias terapias para a gestão do stress psicológico.[7]

7. SÍNDROME DE DISFUNÇÃO DA DOR MIOFACIAL

A síndrome da dor miofascial (SPM), de início agudo ou insidioso, é uma disfunção do músculo e da fáscia circundante, caracterizada por dor local e referida que surge de pontos-gatilho miofasciais (MTrPs) duros e sensíveis localizados na banda tensa do músculo afetado.(43)

Em 1956, Laszlo Schwartz introduziu a síndrome da disfunção da dor temporomandibular. No final da década, a síndroma da disfunção da dor miofacial (DMP) foi designada. Foram efectuados avanços significativos em neurofisiologia por Thailander, Kawamura Storey e Lupton. Além disso, estavam a ser feitos avanços importantes na terapia oclusal, com contribuições notáveis de Ramjford e Krogh-Poulsen.(44)

A MPS, classificada como uma doença músculo-esquelética com anomalias sensoriais e motoras, pode ser uma doença primária associada a dor local e referida e a outros sintomas acessórios de intensidade variável. Por outro lado, a MPS pode ser uma doença secundária do músculo e da fáscia, atribuída principalmente a forças neurogénicas ou mecânicas que afectam a atividade de um foco nociceptivo em órgãos e estruturas somáticos ou viscerais profundos e a condições sistémicas comórbidas.(45)

Sinónimos:

- Síndrome de disfunção da articulação temporomandibular
- Síndrome da mialgia mastigatória
- Síndrome de disfunção da dor miofacial
- Artromialgia facial
- Dor miofacial
- Mialgia do ponto de gatilho
- Mialgia do ponto de gatilho miofacial

A disfunção primária da dor miofacial e muscular é a causa mais comum de dor e desconforto de todas as perturbações temopormandibulares e tem origem no músculo da cabeça e do pescoço. O reconhecimento da dor muscular primária é importante para o sucesso do tratamento de doentes com dor aguda e crónica. (46,47))

7.1 Fisiopatologia da MPDS -

Os músculos dos maxilares foram sugeridos como uma cadeia de acontecimentos. Os músculos dos maxilares foram incluídos nesta hipótese geral por muitos autores e, em 1969, Laskin, com base nos contributos de muitos outros, propôs um modelo de "círculo vicioso" da dor miofascial na região orofacial. Foi sugerido que factores como as alterações emocionais produziam hiperatividade nos músculos dos maxilares, levando à fadiga, dor e lesões nos músculos e nas articulações [Figura 7.1].(48) Quaisquer que sejam os factores etiológicos envolvidos, parece que o desenvolvimento de pontos de gatilho pode ser um processo progressivo com uma fase de disfunção neurovascular, hiperatividade muscular e irritabilidade que é sustentada por numerosos factores de perpetuação, seguida de uma fase de alterações orgânicas distróficas nas bandas musculares com pontos de gatilho.(46)

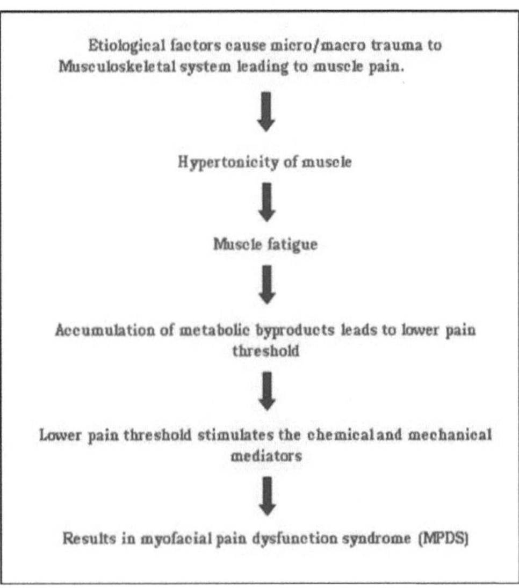

Figura 7.1. Fisiopatologia da MPDS

Os pontos de gatilho são nódulos localizados, firmes e hiperirritáveis que os doentes descrevem frequentemente como "nós" nos seus músculos. Na região da cabeça e do pescoço, os pontos de gatilho são pequenos (normalmente entre 2 e 10 milímetros de diâmetro), enquanto que na região do ombro são maiores (normalmente 10 a 20 mm de diâmetro) [Figura 7.2].

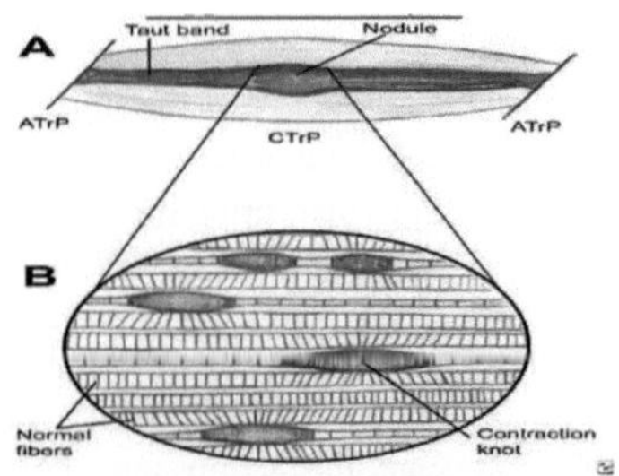

Figura 7.2. Complexo de pontos de gatilho

Os pontos de gatilho são nódulos firmes, localizados e muito perceptíveis, que são sensíveis à palpação e, se estiverem suficientemente sensibilizados, podem ser a fonte da dor referida. Sabe-se que os pontos de gatilho se agravam com o uso dos músculos, o sono deficiente, a tensão psicológica e o stress emocional, e a sua gravidade pode flutuar à medida que os factores contribuintes mudam.[49]

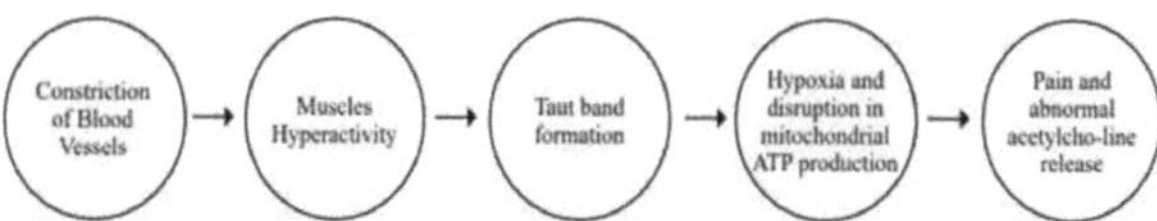

Figura 7.3. Fisiopatologia dos pontos de gatilho

Aparentemente, os pontos de gatilho são causados por um conjunto de disfunções neuromusculares microscópicas, espalhadas pelo nódulo, na placa terminal motora de uma fibra muscular esquelética [Figura 7.3]. Os pontos de gatilho não podem ser identificados por exames laboratoriais ou de imagem, não podem ser estudados electrofisiologicamente e não apresentam uma alteração histológica uniformemente distribuída, o que leva alguns investigadores a questionar a sua existência. A forma mais fácil e mais comum de identificar os pontos de gatilho é através da palpação manual. Quando um ponto de gatilho suficientemente irritável é a fonte de dor referida, a pressão moderada e sustentada aplicada ao ponto de gatilho é normalmente capaz de reproduzir a dor referida do doente.[(50)]

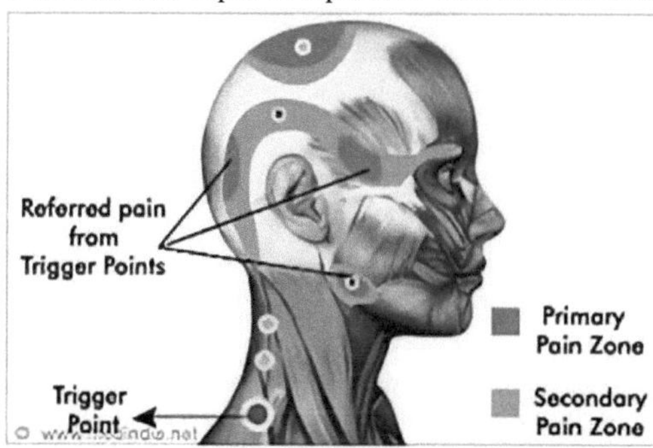

Figura 7.4. Zona de acionamento em MPDS

O desenvolvimento da zona de gatilho é considerado como uma das caraterísticas mais importantes da MPDS. Um dos sinais significativos da MPDS é a presença de pontos de gatilho (TrP's) num grupo específico de músculos [Figura 7.4.]. "Os pontos de gatilho são pequenas áreas delicadamente sensíveis, que causam dor referida a uma região distante, denominada zona de dor referida. São activados por pressão, movimento, alteração da pressão barométrica e tensão, seja ela física ou emocional." Os pontos-gatilho diferem dos "tender spots" (TS's) no sentido em que a dor dos TS's está localizada na zona circundante do ponto, enquanto a dor dos pontos-gatilho se refere a uma área distante. No entanto, o tratamento dos pontos de gatilho e dos TS é exatamente o mesmo.[(51)]

Com a atividade contrátil sustentada, o fluxo sanguíneo local diminui, resultando em baixa tensão de oxigénio, reservas de ATP esgotadas, diminuição do bombeamento de cálcio. O cálcio livre continua a interagir com o ATP para desencadear a atividade contrátil, especialmente se a actina e a miosina se sobrepuserem no músculo encurtado. O aumento sustentado dos produtos nocivos locais do metabolismo oxidativo contribui então para o início da fase musculodistrófica orgânica com sensibilização dos nociceptores com tecido conjuntivo intersticial nos pontos de desencadeamento e a sua posterior perturbação da bomba de cálcio. As perturbações funcionais, posturais e comportamentais podem perpetuar ainda mais o problema se o comprimento normal do músculo não for restaurado e a dor continuar. Se o processo continuar, a banda muscular tenta inicialmente responder com hipertrofia, mas mais tarde decompõe-se em substância granular moída, resultando eventualmente em fibrose localizada.[52]

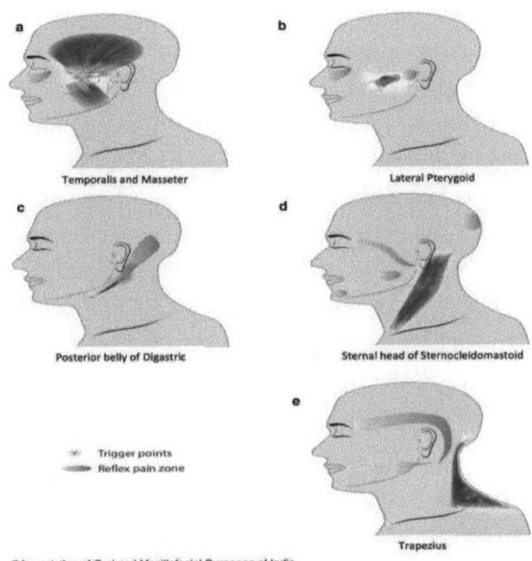

A Figura 7.5.a-e demonstra os vários músculos da cabeça e do pescoço e os respectivos pontos de gatilho provocados na MPDS[51]

Pontos de gatilho (azul) nos músculos da mastigação, músculos do pescoço e zona de dor reflexa (amarelo-laranja) [Figura 7.5.a-e][9] : (**a**) Masseter e temporal. (**b**) Pterigóideo lateral. (**c**) Ventre posterior do digástrico. (**d**) Esternocleidomastóideo (**e**) Trapézio.

7.2. Etiologia :

A disfunção dos músculos mastigatórios pode ocorrer pelas seguintes razões

- Uma má acomodação devido a uma má oclusão.
- Hábitos destrutivos, como cerrar os dentes ou ranger os dentes.
- Resposta protetora a outras patologias, como a sinovite da ATM, o desarranjo discal ou o desequilíbrio muscular cervical.
- Trauma
- Doenças sistémicas como a polimiosite ou a polimialgia reumática.[53]

O principal fator etiológico das perturbações musculares agudas é a hipersensibilidade muscular. Embora isto possa começar com uma atividade protetora em torno de uma condição oclusal ou de uma posição ou movimento invulgar da mandíbula, muitos destes sintomas estão relacionados com uma atividade parafuncional. Por conseguinte, tanto a condição oclusal como o nível de stress emocional desempenham um papel importante nestas perturbações. A dor produzida por mioespasmos pode, de facto, auto-perpetuar-se. Isto é conseguido pelo efeito cíclico da dor no stress emocional. Este facto é significativo, uma vez que, quando os mioespasmos estão presentes, o ciclo da dor pode continuar mesmo depois de a causa original dos mioespasmos ter sido resolvida. A síndrome representa uma das várias condições que se enquadram na categoria de perturbações musculares agudas.(54)

Uma vez que a mialgia predomina nesta doença, é comum as pessoas referirem que a dor afecta a sua atividade funcional. A queixa comum é a incapacidade de comer ou mesmo de falar confortavelmente. A atividade funcional raramente é responsável pelos sintomas relacionados com as doenças musculares. Estas actividades apenas trazem os sintomas da pessoa para o nível de consciência. É a atividade parafuncional subconsciente que está na base da maior parte destes sintomas. No entanto, uma vez que a dor está presente, a atividade funcional que provoca a dor pode contribuir ainda mais para a perturbação através do efeito cíclico da dor, bem como através da indução de uma imobilização muscular que potencia a hiperatividade muscular. A fadiga muscular é causada por hábitos orais crónicos como o ranger ou o apertar dos dentes. Acredita-se que estes hábitos são um mecanismo involuntário de alívio da tensão que envolve factores emocionais e mecânicos como agentes etiológicos, pelo que esta explicação da síndrome foi designada por "Teoria Psicofisiológica" por Laskin e os seus colaboradores.(44) Os doentes com o hábito noturno de cerrar ou ranger os dentes (bruxismo) podem acordar com dores nas articulações, que diminuem durante o dia. Nas pessoas que cerram os dentes ou rangem os dentes durante as horas de trabalho, os sintomas tendem a piorar ao fim da tarde e, por vezes, têm uma base psicogénica.(55) Os diferentes factores etiológicos que têm sido implicados incluem a sobreactividade muscular (como o bruxismo e o cerramento), a perturbação da articulação temporomandibular e o stress psicológico (como a ansiedade e acontecimentos de vida stressantes). Os factores precipitantes podem incluir uma grande abertura da boca, trauma local, roer as unhas e perturbações emocionais. No entanto, raramente existe uma etiologia específica e, muitas vezes, contribui uma combinação de factores. Em geral, os factores oclusais não parecem ser importantes.(56)

7.3. Caraterísticas clínicas :

Bell descreveu as caraterísticas gerais da dor muscular como sendo de categoria somática profunda, com as seguintes caraterísticas

1) A dor é geralmente de carácter maçador e profundo

2) A dor é de carácter difuso.

3) A incidência e a gravidade da dor variam consoante o estímulo

4) Pode estar presente uma restrição de movimentos associada.(57) Existem quatro sinais e sintomas cardinais da síndrome(58)

a) Dor
b) Sensibilidade muscular
c) Estalidos ou estalidos na ATM

d) Limitação do movimento da mandíbula, unilateral ou bilateral, por vezes com desvio na abertura.

Duas caraterísticas negativas típicas da doença:

A) Ausência de provas clínicas, roentgenográficas ou bioquímicas de alterações orgânicas nas próprias articulações.

B) Ausência de sensibilidade na articulação quando esta é palpada através do meato auditivo externo.

- Estalido recorrente na articulação temporomandibular em qualquer ponto do movimento da mandíbula, podendo haver crepitação especialmente com movimentos laterais.
- Períodos de limitação do movimento da mandíbula, com desvio ou bloqueio variável da mandíbula, mas raramente trismo grave.
- Dor na articulação e nos músculos circundantes, que podem ser sensíveis à palpação.(57)

7.4. Sintomas associados :

Uma das razões pelas quais a dor miofacial da cabeça e do pescoço é incorretamente diagnosticada prende-se com o facto de, ocasionalmente, serem comunicados sinais e sintomas adicionais em casos mais graves e com a coincidência de condições patológicas frequentemente associadas a pontos de gatilho miofaciais. Os sintomas adicionais podem incluir sensações de arranhadura, formigueiro, dormência, hiperestesia, sensibilidade dentária, lacrimação excessiva, aumento da salivação, náuseas e vómitos. Foram observados sinais adicionais como transpiração excessiva, rubor cutâneo, contracções musculares e inchaço. Estes sinais e sintomas podem parecer imitar muitas outras doenças, incluindo enxaquecas, cefaleias, nevralgias da cabeça e do pescoço, arterite temporal, causalgia, artrite, sinusite, patologia dentária e outras doenças comuns que produzem dor na cabeça e no pescoço.(52)

7.5. Factores contribuintes :

Tal como acontece com muitas condições de dor crónica, também se observam distúrbios sociais, comportamentais e psicológicos concomitantes que podem acompanhar o desenvolvimento da dor. Comportamentos desadaptativos como a verbalização da dor, sono deficiente, hábitos alimentares, falta de exercício, má postura, cerrar os dentes e bruxismo podem ser observados quando a dor se torna prolongada. Uma vez que os pontos de gatilho se desenvolvem normalmente em adultos, outros sugeriram que podem resultar do stress progressivo colocado em certos músculos à medida que envelhecemos. Má saúde muscular causada pela falta de exercício. A má utilização dos músculos e a postura podem predispor ao desenvolvimento de pontos-gatilho.(59)

7.5.A. Caraterísticas clínicas do espasmo do elevador :

Quando os músculos elevadores estão em espasmo, o doente refere dor ao morder ou mastigar, bem como ao abrir a boca. Morder o separador entre os dentes posteriores não altera a dor. Algumas restrições da abertura mandibular podem estar presentes, mas são de origem extra capsular [Figura 7.6].(54)

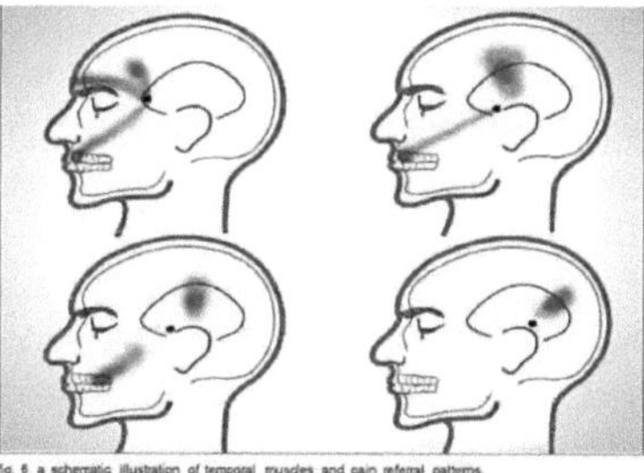

Figura 7.6. Músculo temporal e padrão de referência da dor

7.5.B. Caraterísticas clínicas dos espasmos do pterigoide lateral inferior :

Os mioespasmos do pterigóideo lateral inferior também podem ser identificados pela dor durante a contração ou o alongamento. Quando a mandíbula se projecta contra a resistência, o pterigoide lateral inferior está a contrair-se e a dor indica espasmos deste músculo. Quando os dentes estão cerrados em oclusão cêntrica, o pterigóideo lateral inferior está a esticar e pode produzir dor se estiver em espasmo. Quando se coloca um separador entre os dentes posteriores, o estiramento do pterigóideo lateral inferior é reduzido e, por conseguinte, a dor também diminui.

7.5.C. Espasmo do pterigoide lateral inferior :

raramente causa qualquer resistência ao movimento mandibular, pode no entanto causar uma má oclusão aguda. Normalmente, esta é notada como a ausência de contactos dos dentes posteriores no lado ipsilateral com contacto prematuro dos dentes anteriores no lado contra-lateral e deve-se ao encurtamento do pterigoide lateral inferior, que desloca a mandíbula para baixo, para a frente e para dentro do lado afetado.

7.5.D. Caraterísticas clínicas dos espasmos do pterigoide lateral superior :

A dor proveniente do mioespasmo do pterigoide lateral superior aumenta com o aperto com e sem separador. Não aumenta quando a boca é aberta ou quando a mandíbula se projecta contra a resistência. Uma vez que o pterigóideo lateral superior está ligado ao disco articular, os espasmos deste músculo podem influenciar a função do disco. Se as fixações discais forem alongadas e a morfologia do disco for alterada, os espasmos do pterigoide lateral superior podem criar perturbações de interferência discal. Os sintomas desaparecem frequentemente com a resolução dos espasmos.

7.5.E. Caraterísticas clínicas do elevador e dos espasmos do pterigoide superior e lateral:
Quando os três grupos musculares estão em espasmo, o resultado é uma combinação dos sintomas mencionados anteriormente. A dor está presente em todos os grupos musculares. A dor observada durante o apertamento é apenas parcialmente reduzida pela mordedura do

separador. A restrição do movimento mandibular é extracapsular e normalmente ocorre apenas com movimentos de abertura. Outros movimentos podem ser inibidos pela dor. A má oclusão aguda pode resultar de interferências discais causadas tanto pelo aumento da pressão interarticular passiva como pelo encurtamento do pterigoide lateral superior. Existem efeitos secundários do mioespasmo. Quando ocorre um mioespasmo, a pressão interarticular passiva ou em repouso da articulação é aumentada pela tensão nos músculos elevadores. O aumento da pressão interarticular passiva predispõe então a articulação a interferências do côndilo do disco durante o movimento. As articulações saudáveis podem não ser muito afectadas por este aumento, mas as deslocações subclínicas ou ligeiras do disco podem tornar-se evidentes nesta altura. Um aumento da pressão interarticular passiva acompanhado de uma função contínua pode converter estas perturbações articulares subclínicas em problemas clínicos. Assim, os mioespasmos prolongados criam efetivamente perturbações de interferência discal. Outro efeito secundário dos mioespasmos é a má oclusão aguda. Os espasmos do pterigóideo lateral ou dos músculos elevadores podem alterar a posição de repouso da mandíbula e resultar numa alteração aparente da oclusão. Normalmente, o doente refere este sintoma, mas só com alterações maiores é que pode ser observado clinicamente.[(54)]

7.6 Critérios de diagnóstico :

A síndrome da dor miofascial está associada a MTrPs e pode ser reproduzida por palpação firme sobre a zona de gatilho. As caraterísticas de diagnóstico dos pontos-gatilho miofasciais incluem o seguinte

1) Ao palpar o músculo, pode ser encontrado um ponto focal de sensibilidade.

2) A palpação do ponto de gatilho leva a uma reprodução da dor.

3) Existe uma "banda esticada" no músculo adjacente.

4) Existe uma restrição dos movimentos musculares.

5) Pode aparecer com pseudo-fraqueza da fibra muscular.

6) A parestesia ocorre na zona do músculo (59).

7.7 Exame dos pontos de gatilho :

Quando os doentes com desordem temporomandibular, ou DTM, descrevem a sua dor, os médicos podem assumir que a origem da dor é a mesma que o seu local. Infelizmente, a dor pode ser referida a partir de um local distante, como acontece normalmente com um ataque cardíaco. Durante um ataque cardíaco, o local da dor pode ser no braço esquerdo ou no ombro, enquanto a origem da dor é o coração.[(60)] . O tratamento da dor deve ser direcionado para a sua origem e não para o local onde é sentida. A dor referida é predominante na região da cabeça e do pescoço e causa frequentemente confusão tanto para o médico como para o doente. Por exemplo, foi demonstrado que uma fonte frequentemente ignorada de cefaleias temporais é a dor referida de pontos de gatilho no músculo trapézio superior. Se a origem da dor não for identificada, o médico pode fazer um diagnóstico errado e recomendar um tratamento inadequado. Já na década de 1930, os investigadores tentaram identificar padrões de dor referida injectando solução salina hipertónica numa variedade de músculos esqueléticos e observando a localização dos locais de dor primária e referida.(61)

A pressão sustentada contra o ponto de gatilho para produzir a dor referida é feita durante alguns segundos, mas ocasionalmente pode demorar até 10 segundos ou mais. A fiabilidade e validade da identificação de pontos de gatilho na musculatura mastigatória não foi estabelecida em doentes com DTM.(51) A flutuação natural da irritabilidade dos pontos-gatilho também pode causar uma capacidade inconsistente de gerar dor referida ao longo do tempo.(57)

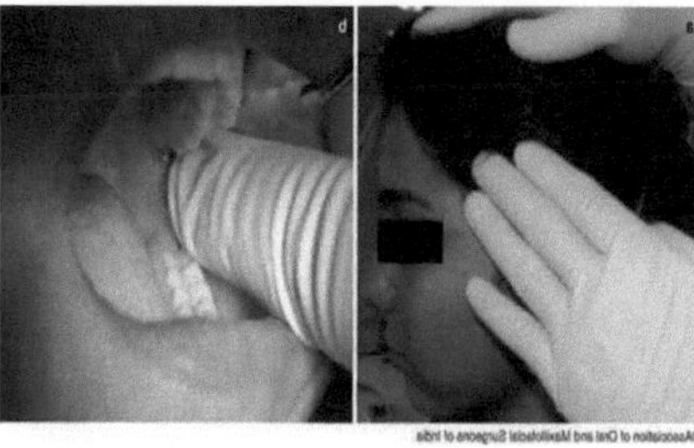

Figura 7.8. Exame do músculo temporal

Foi demonstrado que a aplicação de pressão diretamente no ponto de gatilho gera a dor referida do doente. A palpação sobre uma banda muscular que contém um ponto de gatilho ou uma banda adjacente dentro do mesmo músculo é muitas vezes tudo o que é necessário para reproduzir a dor referida do doente; no entanto, é necessária uma maior pressão de palpação.(62)

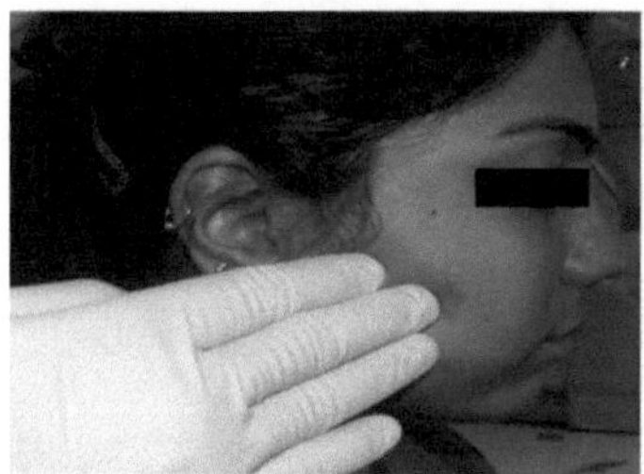

Figura 7.9. Exame do músculo masséter

A localização de um ponto de gatilho é por vezes difícil, especialmente quando não existe uma estrutura firme por detrás do músculo para o apoiar quando o músculo é palpado. Também se verificou que a palpação de nódulos de sensibilidade pontual é um método altamente fiável para gerar a dor referida do doente. Os músculos mastigatórios e cervicais não são as únicas estruturas que podem referir a dor para a região orofacial [Figura 7.8, 7.9]. Foi demonstrado que outras estruturas, incluindo a ATM, os seios nasais e os dentes, também podem produzir dor orofacial referida(60,62).

7.8 Tratamento :

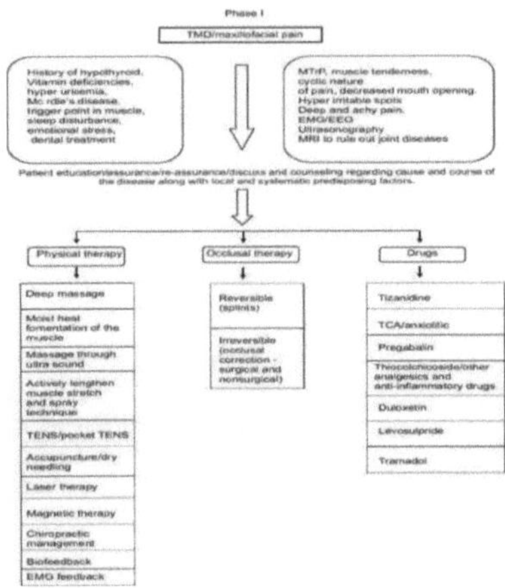

Figura 7.10. Terapia de fase 1 para MPDS

Uma vez feito o diagnóstico seguro de MPS, pode-se prosseguir com a educação do paciente e o tratamento do problema. Uma avaliação minuciosa dos distúrbios inclui a localização dos músculos envolvidos, bem como o reconhecimento de todos os fatores que contribuem diretamente para as conseqüências psicológicas, comportamentais e sociais [Figura 7.10].(63) O tratamento do músculo inclui a redução do ponto de gatilho ou da contração muscular através de uma ação repetitiva sobre o mesmo, com uma forma de contraestimulação associada ao alongamento muscular e à reabilitação postural. Inicialmente, Weinberg dividiu o tratamento das DTMs em três categorias gerais: terapia paliativa, terapia causal e terapia adjuvante. Outros autores sugeriram uma quarta categoria, conhecida como terapia definitiva [Figura 7.11].(52)

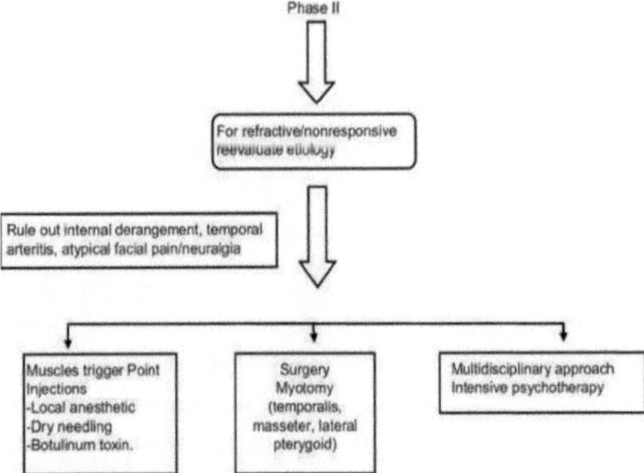

Figura 7.11. Terapia de fase 2 para MPDS

7.8.1. Terapia paliativa :

A terapia paliativa é utilizada para reduzir a dor e melhorar a função mandibular. Esta terapia inclui procedimentos como aparelhos intra-orais temporários, medicamentos, remédios caseiros (por exemplo, gelo, calor húmido, exercícios e uma dieta suave) e até mesmo o desbloqueio voluntário dos dentes. A ligação dos sintomas a músculos mastigatórios específicos pode facilitar a determinação da causa real do tipo e localização da dor.[64]

7.8.2. Aparelhos temporários :

A utilização temporária de aparelhos intra-orais pode ajudar a reduzir a dor e a estabelecer um diagnóstico preciso. Com este tipo de terapia, o aparelho é utilizado para diminuir os sintomas e não para colocar a mandíbula numa posição nova ou terapêutica. Por exemplo, se um paciente sofre de deslocamento do disco articular numa ou em ambas as articulações e se os sintomas de dor são causados por dores musculares, uma forma apropriada de terapia paliativa envolveria um aparelho de reposicionamento plano ou superior que não alterasse a posição mandibular. [64,65]

7.8.3. Aparelhos intra-orais :

Os aparelhos intra-orais (talas, aparelhos ortodônticos, protectores de mordida, protectores noturnos ou protectores contra o bruxismo) são utilizados no tratamento das DTM e a sua utilização é considerada uma parte reversível da terapia inicial. Os objectivos mais comuns defendidos para a terapia com aparelhos são a estabilização da articulação, a proteção dos dentes, a redistribuição de forças, o relaxamento dos músculos elevadores e a diminuição do bruxismo. Para evitar a possibilidade de alteração oclusal, o aparelho não deve ser usado continuamente (ou seja, 24 horas por dia) por períodos prolongados. Muitos pacientes continuam a usar as talas de estabilização durante o sono com monitorização periódica. A terapia com aparelhos de cobertura total durante o sono é uma prática comum para reduzir os efeitos do bruxismo e, se não estiver normalmente associada a alterações oclusais, as talas que reposicionam a mandíbula anteriormente têm sido utilizadas eficazmente no tratamento de deslocamentos do disco, mas aumentam o risco de alterar permanentemente a oclusão e devem ser utilizadas com precaução.[65]

7.8.4. Contraestimulação do músculo :

Existem duas considerações para reduzir a dor muscular. Ação repetitiva no ponto de gatilho com um modo de contraestimulação. Reabilitação muscular através de alongamentos activos e passivos e exercícios posturais para restabelecer o comprimento, a postura e a amplitude de movimentos normais do músculo. Muitos dos métodos de contraestimulação parecem reduzir os pontos-gatilho. A massagem, a acupunctura e os ultra-sons proporcionam uma interrupção mecânica não invasiva dos pontos de gatilho. O calor húmido, as bolsas de gelo, o fluorimetano, o cloreto de etilo e a diatermia alteram a temperatura da pele e do músculo como forma de contraestimulação. A TENS, a electroacupunctura e a estimulação por corrente contínua fornecem correntes eléctricas para estimular os músculos e os pontos de gatilho. O calor húmido, as bolsas de gelo, o fluorimetano, o cloreto de etilo e a diatermia alteram a temperatura da pele e dos músculos como forma de contraestimulação. A TENS, a electroacupunctura e a estimulação por corrente contínua fornecem correntes eléctricas para estimular os músculos e os pontos de gatilho. A acupunctura (agulhamento seco), a terapia com crioprobe, a injeção de AL nos pontos de gatilho e os corticosteróides provocam uma rutura mecânica direta com o agulhamento para reduzir os pontos de gatilho. Três métodos comuns de contraestimulação são o spray e o estiramento, as injecções nos pontos de gatilho e a acupunctura. Outras modalidades, como os ultra-sons ou a estimulação eléctrica direta, podem ser particularmente úteis para a contratura muscular.(52)

7.8.5. Pulverizar e esticar :

Esta técnica foi desenvolvida e descrita pela primeira vez por Janet Travell e pode ser utilizada como uma técnica eficaz e não invasiva para fornecer contraestimulação para reduzir a dor ligeira a moderada .(52,54)

O spray de cloreto de etilo pode reduzir a dor músculo-esquelética e os mioespasmos e é muito eficaz na redução ou eliminação dos pontos de gatilho miofasciais quando utilizado em conjunto com o calor húmido. Estas pequenas áreas de hipercontração nos músculos produzem dor e limitam o movimento quando estão activos. A aplicação de cloreto de etilo em varrimentos finos e paralelos sobre a pele do músculo é seguida da aplicação de calor húmido. A terapia de pulverização e alongamento é efectuada através do arrefecimento da pele com fluorometano (um spray refrigerante) e do alongamento suave do músculo envolvido. O arrefecimento é efectuado para permitir que o alongamento ocorra sem que a dor conduza a uma contração ou tensão reactiva. Os doentes que respondem a esta terapia podem utilizar uma variante em casa, começando por aquecer o músculo, depois colocando-o brevemente em gelo e, em seguida, esticando suavemente o maxilar de forma passiva. A terapia é aplicada numa direção, a partir dos pontos de gatilho em direção à zona de referência, em movimentos lentos e uniformes sobre áreas paralelas adjacentes, a uma velocidade de cerca de 10 cm/segundo.(58)

O spray vapocoolante proporciona uma estimulação cutânea abrupta que reduz temporariamente a perceção da dor na zona. Deve ser aplicado a uma distância de 18 polegadas. A incapacidade de reduzir os pontos de gatilho com Spray e estiramento pode dever-se a:

1) Incapacidade de fixar o comprimento total do músculo devido a anomalias ósseas ou articulares, a contratura muscular ou ao facto de o doente evitar o relaxamento voluntário.
2) Técnica de pulverização incorrecta.
3) Não redução dos factores de perpetuação.(54)

7.8.6. Pressão e massagem :

Em alguns casos, a massagem ou a manipulação do ponto de gatilho pode provocar a sua manipulação. É preciso ter cuidado para não provocar dor. Foi sugerido que o aumento da pressão aplicada ao ponto de gatilho também pode aliviar a dor. A pressão é aumentada para cerca de 20 libras e é mantida durante 30 a 60 segundos. Se esta técnica produzir dor, deve ser interrompida, uma vez que a dor pode reforçar a dor muscular cíclica.(61)

7.8.7. Terapia de pontos de gatilho :

A terapia dos pontos-gatilho tem utilizado duas modalidades: o arrefecimento da pele sobre o músculo envolvido e o alongamento e a injeção direta de anestésico local no músculo. As injecções intramusculares de pontos-gatilho têm sido realizadas através da injeção de anestésico local, soro fisiológico ou água esterilizada, ou através de agulhamento seco sem deposição de um fármaco ou solução. A escolha da solução para injeção existe devido à falta de benefícios comprovados de qualquer um dos métodos. A injeção de água esterilizada está associada a uma maior dor do que a injeção de soro fisiológico, pelo que deve ser provavelmente evitada.(66)

Foi demonstrado que o agulhamento aumenta a amplitude de movimentos e a tolerância ao exercício, o que subsequentemente aumenta a circulação muscular. Uma vez que o fator crítico no agulhamento é a rutura mecânica do ponto-gatilho pela agulha e não a injeção de anestésico, a precisão no agulhamento do ponto-gatilho exato e a intensidade da dor durante o agulhamento parecem ser factores importantes na inativação do ponto-gatilho. As injecções de pontos-gatilho com AL são geralmente mais confortáveis do que o agulhamento a seco ou a injeção de outras substâncias, embora a acupunctura possa ser útil para doentes com múltiplos pontos-gatilho musculares crónicos. O AL deve ser utilizado numa concentração inferior à necessária para o bloqueio de nevos. Isto pode prolongar consideravelmente o período refratário relativo dos nervos periféricos e limitar a frequência máxima de condução do impulso.(67)

As contra-indicações para a utilização de injecções de pontos de gatilho incluem:

1) Casos agudos graves de lesões, traumatismos ou dores musculares.

2) Alergias a LA

3) Doentes com perturbações hemorrágicas activas, diátese ou anticoagulantes

4) Pacientes com celulite da zona.(53)

7.8.8. Calor húmido e gelo :

O calor húmido (para a inflamação) e o gelo (para o inchaço) são formas simples mas eficazes de terapia paliativa. Uma vez que a eficácia destas modalidades é transitória, os problemas prolongados podem também exigir a utilização de medicamentos anti-inflamatórios. O calor húmido abre os leitos capilares para promover o aumento do fluxo sanguíneo; além disso, é excelente como condicionador muscular antes do exercício ou da fisioterapia. No entanto, o calor húmido deve ser evitado durante cerca de 72 horas após uma lesão aguda, enquanto o gelo é bastante eficaz para reduzir o inchaço e a dor muscular, especialmente em situações agudas.(55)

7.8.9. Exercícios :

Os exercícios em casa são um excelente método para tratar os sintomas de um doente, envolvendo ativamente o doente e os seus familiares na sua terapia. Os exercícios rápidos, activos e aeróbicos devem ser evitados; os alongamentos passivos, ou seja, manter as fibras musculares relaxadas enquanto se estica lentamente o músculo, evitando que este se aperte através do reflexo de estiramento, em conjunto com calor húmido (seguido da aplicação de gelo), são benéficos para diminuir a dor muscular e articular e para melhorar as amplitudes de movimento.

7.8.10. Terapia adjuvante :

A terapia adjuvante consiste em modalidades de tratamento que aumentam e auxiliam os tipos de tratamento definitivos ou causais da DTM.

7.8.11. Fisioterapia :

A fisioterapia é uma combinação de fisioterapia, massagem terapêutica e electro-modalidades. Estas técnicas são muito eficazes para proporcionar um alívio paliativo da dor quando a fisioterapia demonstrou ser melhor do que o placebo, mas não foram demonstradas diferenças entre as várias terapias físicas. Os tratamentos passivos e activos são normalmente incluídos na terapia. A terapia postural tem sido recomendada para evitar posições de cabeça para a frente que se pensa afectarem negativamente a postura mandibular e os músculos mastigatórios [55]

7.8.12. Eletroterapia :

A eletroterapia é outra categoria de terapia adjuvante que pode ser administrada no consultório dentário. As modalidades incluem estimulação electrogalvânica, ultra-sons, laser de baixa intensidade e infravermelhos, todos eles úteis para diminuir o inchaço e a dor, abrindo os capilares na área e aumentando a circulação. Cada um destes tipos de eletroterapia consegue.[54,55]

7.8.13. Estimulação electro-galvânica :

A estimulação electro-galvânica utiliza uma polaridade negativa sobre a zona dolorosa e inchada. Esta carga negativa produz um efeito alcalino nos tecidos, desnaturando as proteínas e produzindo uma vasodilatação dos capilares, o que, por sua vez, permite o fluxo de metabolitos e fluidos dos tecidos para o exterior. A estimulação electro-galvânica de alta tensão faz pulsar ritmicamente o músculo até aos níveis de fadiga, provocando o relaxamento muscular.[54]

7.8.14. Ultrassom :

O ultrassom é uma vibração mecânica que produz calor e vasodilatação ao aumentar a temperatura do tecido, aumentando assim a atividade metabólica. Produz um calor profundo na zona do ponto de gatilho, provocando um relaxamento muscular local.[54] . Esta vibração mecânica também diminui a dor através da ativação de grandes neurónios periféricos mielinizados que atenuam a dor ou a estimulação nociceptiva ao nível da medula espinal e do trigémeo (ponte). Os efeitos dos ultra-sons podem ser potenciados quando utilizados em conjunto com a massagem e o exercício físico. A terapia por ultra-sons baseia-se em oscilações de alta frequência que são produzidas e convertidas em calor à medida que são transmitidas através dos tecidos; é um método de produção de calor profundo mais eficaz do que o que o doente poderia obter utilizando o aquecimento de superfície.[52]

7.8.15. Iontoforese :

A iontoforese é o processo em que iões em solução são conduzidos através da pele intacta utilizando uma corrente direta entre dois eléctrodos. É um método seguro e eficaz de eletroterapia que utiliza energia ultra-sónica para conduzir um medicamento até aos tecidos. Isto é especialmente útil para direcionar medicamentos anti-inflamatórios para a ATM. A corrente é tão baixa que o paciente sente pouca ou nenhuma.21

7.8.16. Laser de baixo nível :

Há anos que os dentistas utilizam a terapia laser em várias aplicações. A terapia laser induz a síntese de óxido nítrico, que provoca a dilatação dos revestimentos endoteliais dos capilares, melhorando a circulação na área. A terapia laser também pode fazer com que os tecidos lesionados voltem a um nível de energia mais optimizado, melhorando a circulação e diminuindo a dor e o inchaço.[(66)]

7.8.17. Infravermelhos :

Tal como a maioria das formas de eletroterapia, os infravermelhos produzem uma vasodilatação dos leitos capilares, iniciando a síntese de óxido nítrico, melhorando a circulação e diminuindo o inchaço. Este pequeno neurotransmissor melhora a circulação abrindo os revestimentos endoteliais dos capilares.[(55)]

7.8.18. Capsaicina :

A capsaicina é um analgésico tópico que foi aprovado para o alívio da dor. Liberta a substância P e os neuropeptídeos relacionados com a dor para reduzir a perceção da dor e a inflamação e deve ser aplicada várias vezes por dia durante pelo menos 14 dias antes de se notarem efeitos analgésicos. Os efeitos secundários incluem ardor e aquecimento locais e vermelhidão da pele; estes efeitos secundários diminuem com o tempo e acabam por desaparecer.[(52,55)]

7.8.19. Toxina Botulínica :

A toxina botulínica tem sido defendida para o tratamento de pontos de gatilho miofasciais crónicos e dores de cabeça. Este tipo de terapia apresenta três problemas. Primeiro, os tratamentos duram apenas 9-12 meses no máximo e requerem múltiplas injecções de toxina. Em segundo lugar, este tipo de terapia visa, na maioria dos casos, os sintomas e não a causa da perpetuação dos pontos de gatilho. Em terceiro lugar, uma sessão destas injecções pode ser dispendiosa e desconfortável para o doente. A hipnose, o biofeedback, a acupunctura, o aconselhamento nutricional, o uso de suplementos e vitaminas e tipos alternativos de terapia são todos tipos de terapia adjuvante razoáveis e frequentemente recomendados.[(53,55)]

7.8.20. Estimulação eléctrica nervosa transcutânea: (TENS)

É frequentemente utilizado para iniciar a fisioterapia, reduzir a dor e permitir que o doente efectue exercícios para a mandíbula que promovam a recuperação. A TENS utiliza uma corrente bifásica de baixa voltagem e frequência variada e destina-se à contraestimulação sensorial para o controlo da dor. Pensa-se que aumenta a ação da modulação que ocorre no processamento da dor no corno dorsal da medula espinal e (no caso da face) no núcleo trigeminal do tronco cerebral. .[64]

Acupunctura (agulhamento seco) e estimulação eléctrica percutânea dos nervos (electroacupunctura ou PENS) Estudos recentes sugeriram que parte do efeito da acumulação e da electroacupunctura é conseguido através da estimulação e libertação de péptidos analgésicos endógenos. Outros estudos sugeriram que o efeito da agulha na inativação dos pontos de gatilho é outro mecanismo que ajuda a explicar os efeitos abrangentes da acupunctura. Com este fenómeno, a redução imediata da sensibilidade ocorre com qualquer agulhamento de um ponto de gatilho preciso e é útil no tratamento de casos graves de MPS com múltiplos pontos de gatilho em vários músculos. [53]

A utilização de electroacupunctura ou PENS com agulhamento de pontos de gatilho nestes casos não só implementará o efeito local da agulha para reduzir a dor como restaurará o sistema analgésico muscular normal, proporcionando efeitos de analgesia mais generalizados. O agulhamento por acupunctura, associado a uma reabilitação muscular adequada, à redução dos factores de perpetuação e a outros factores contributivos, são meios eficazes de tratamento da MPS. A terapia de pontos locais inclui o agulhamento de pontos para os inativar. A terapia de pontos distais inclui o agulhamento de pontos na extremidade oposta dos meridianos envolvidos com estimulação eléctrica de baixa frequência (1 a 5 hertz) para estimular o sistema opiáceo endógeno. [52,53]

7.8.21. Subluxação recorrente e trismo persistente Subluxação recorrente:

A subluxação recorrente da articulação mandibular na ausência de qualquer patologia do tecido conjuntivo ou lesão cerebral, ou seja, espasticidade, pode ser considerada como um dos dois extremos do espetro da artromialgia facial, sendo o outro o trismo persistente. Estes doentes deslocam espontânea e frequentemente a mandíbula, procurando invariavelmente ajuda para a reduzir. Ocasionalmente, pode haver um elemento alucinatório associado. Um destes doentes queixou-se de ter ficado cego aquando da luxação, tendo recuperado a visão após a redução manual. [53,54]

A resposta a um fármaco fenotiazínico e à tranquilização contínua é excelente nos doentes que mantêm a perceção da natureza do seu problema. No entanto, os doentes com uma personalidade histérica ou maniqueísta são impossíveis de controlar a longo prazo. Apesar das afirmações na literatura cirúrgica, procedimentos como a eminectomia, a operação de Dautrey e interferências cirúrgicas menos específicas não têm valor permanente. Embora muitas vezes irresistível, a cirurgia apenas.[62]

7.8.22. Trismo persistente :

Também pode ser uma manifestação isolada de uma perturbação psicótica e a história é importante para estabelecer o diagnóstico. No entanto, é necessário excluir patologias intra-articulares da articulação temporomandibular, como aderências, osteoartrose degenerativa ou pós-traumática, bem como fontes de irritação reflexa "silenciosa", como um carcinoma nasofaríngeo. Uma causa mais comum de anquilose extra-articular é a formação de contratura no pterigoide medial após um hematoma induzido por injeção dentária inferior.[67] Paradoxalmente, as fenotiazinas podem produzir uma discinesia facial extrapiramidal que se apresenta como um desvanecimento semelhante ao tétano. A doença de Parkinson também pode apresentar uma discinesia facial focal semelhante, que não é imediatamente reconhecida, e a terapêutica com levodopa em excesso pode provocar o mesmo efeito. No entanto, o trismo prolongado dá origem a uma atrofia do músculo elevador e a uma anquilose fibrosa extra-articular da mandíbula, que só pode ser confirmada sob anestesia geral com relaxamento muscular completo. Se esta for grave, podem ser necessárias miotomias temporais e massetéricas bilaterais ou coronoidectomias para esticar a boca. Os cuidados psiquiátricos são, no entanto, o tratamento de eleição para perturbações emocionais subjacentes (53,67)

8. DOR FACIAL ATÍPICA

A dor facial atípica (AFP), ou dor facial idiopática persistente, é uma distribuição crónica e difusa da dor facial ao longo do território do nervo trigémeo. Esta condição ocorre na ausência de qualquer défice neurológico ou de qualquer outra etiologia óbvia. A PFA é uma das condições mais difíceis de diagnosticar devido à falta de critérios de diagnóstico claros. O diagnóstico desta doença é efectuado por exclusão de outras etiologias conhecidas. Não é possível selecionar modalidades de doença específicas, o que resulta na falta de um protocolo de tratamento claro. Apesar das limitações da literatura baseada em provas, os antidepressivos tricíclicos provaram ser eficazes e são considerados a escolha de tratamento para a PAF.[(68)]

Sinónimos

- Nevralgia facial atípica
- Dor facial atípica
- Dor facial psicogénica

8.1. História:

Embora o termo tenha sido introduzido por Frazier e Russell (1924) e utilizado por Ruth Moulton (1966) para descrever o que se pensava ser uma síndrome de conversão histérica, muitos doentes parecem sofrer de depressão (Lascelles, 1966). A PIFP refere-se à dor ao longo do território do nervo trigémeo que não se enquadra na apresentação clássica de outras nevralgias cranianas. [(6,68)]

O PIFP geralmente não tem uma causa específica; no entanto, a lesão do nervo trigémeo proximal ou distalmente pode levar a esta perturbação. A desmielinização, central ou periférica, pode dar início aos sintomas de PIFP e as etiologias infecciosas também devem ser consideradas.

A Sociedade Internacional de Cefaleias define o PIFP da seguinte forma (Headache Classification Subcommittee of the International Headache Society, 2004)

- A dor está no rosto.
- A dor está presente diariamente e persiste durante todo ou quase todo o dia.
- No início, a dor limita-se a uma área limitada de um lado da face, é profunda e mal localizada.
- Além disso, a dor não está associada a perda sensorial ou a outros sinais físicos, sem anomalias nos exames laboratoriais ou imagiológicos.

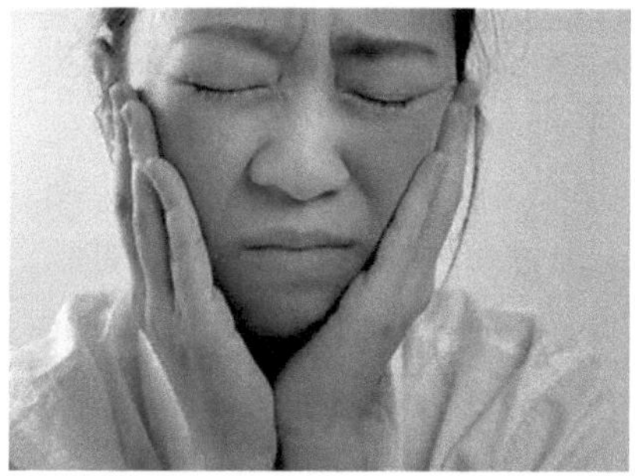

Figura 8.1. Dor facial atípica

A dor facial idiopática persistente (DFIP), anteriormente designada por "dor facial atípica", é uma entidade diagnóstica que descreve a dor facial crónica sem evidência de causas estruturais ou outras causas específicas de dor.(45)

8.2. Etiologia:

Bailoor DN e Nillofer s analisaram 21 casos do sexo feminino e 7 do sexo masculino e observaram uma forte relação entre a dor facial atípica e a depressão e os factores de stress da vida. As mulheres apresentaram invariavelmente intensidades mais elevadas dos vários sintomas. A maioria respondeu a antidepressivos e a múltiplas sessões de aconselhamento. O psiquiatra foi convidado para o departamento de Medicina Oral e Radiologia para avaliar alguns casos graves que estavam relutantes em ir ao departamento de psiquiatria devido à fobia social.(68)

8.3. Apresentação clínica

A apresentação clínica da PAF é muito variável e depende do doente. Geralmente, os doentes que sofrem desta doença têm dor que se apresenta como mal localizada, profunda, sem brilho, dolorosa, ardente, pulsátil e que envolve áreas difusas da distribuição do nervo trigémeo na face. Além disso, a dor é de longa duração, apresenta-se diariamente e tende a durar a maior parte do dia. A dor pode ser contínua ou intermitente com períodos de ausência de dor. O stress e a fadiga podem provocar sintomas. No início, a dor pode estar confinada a uma área limitada, que normalmente é unilateral, podendo depois espalhar-se para uma área difusa e maior. Nalguns casos, a dor pode apresentar-se como aguda, lancinante e bilateral. Os doentes com PFA referem frequentemente que os analgésicos são ineficazes e que esta dor está presente há vários anos. Esta patologia parece ter uma predileção pelo maxilar, pelas mulheres e pelos indivíduos de meia-idade e idosos, com a maioria das idades compreendidas entre os 30 e os 50 anos.(6)

8.4. Classificação da dor facial atípica

I. Bilateral
II. Unilateral
1. Lesão do nervo
2. Compressão ou irritação do nervo
3. Vascular
4. Desconhecido

A discriminação mais importante é entre dor facial atípica unilateral e bilateral, 28 . A dor facial ou intra-oral atípica bilateral é uma praga para o dentista, para os médicos e para os seus pacientes. Ocorre quase exclusivamente em mulheres de meia-idade, deprimidas e agitadas. A dor é descrita como constante e ardente, geralmente não é desencadeada e a estimulação cutânea é apenas percetível e não dolorosa.[(6)] Raramente se regista uma perda sensorial. Embora seja descrita com grande veemência, a dor não interrompe a alimentação nem a fala. Não é paroxística. Não existem anomalias autonómicas associadas que possam ser detectadas clinicamente. A dor facial atípica unilateral também contém diferentes síndromes de dor. Os doentes queixam-se de dor em queimadura constante, limitada a um lado da face. Por vezes, existe um componente de choque, como uma dor lancinante, que se sobrepõe à dor de fundo constante.[(70)]

8.5. Caraterísticas clínicas:

A dor facial atípica é mais comum nas mulheres do que nos homens. Embora qualquer área da face possa estar envolvida, a área mais frequentemente afetada é a região maxilar. A dor atípica é caracterizada por uma dor contínua e diária que é descrita como aborrecida e dolorosa. A dor é realmente profunda e difusa e não interfere com o sono. A dor pode ser bilateral com uma ampla distribuição extrafacial, não é provocada por movimentos da mandíbula e raramente é aliviada por analgésicos.[(6)]

No início, a dor pode estar confinada a uma área limitada de um lado da face, enquanto mais tarde se espalha para envolver uma área maior. O stress psicológico, como a ansiedade e a depressão, é predominante entre os doentes com dor facial atípica. Um pequeno subgrupo de doentes desenvolve caraterísticas típicas de nevralgia do trigémeo, que é descrita como uma dor surda e constante que precede o desenvolvimento da nevralgia do trigémeo em dias ou anos. A dor é refractária a uma variedade de tratamentos. Frequentemente, os doentes apresentam um historial de múltiplas consultas, múltiplos tratamentos ineficazes e explorações e tratamentos cirúrgicos que podem ter deixado a doença perplexa.[(45)]

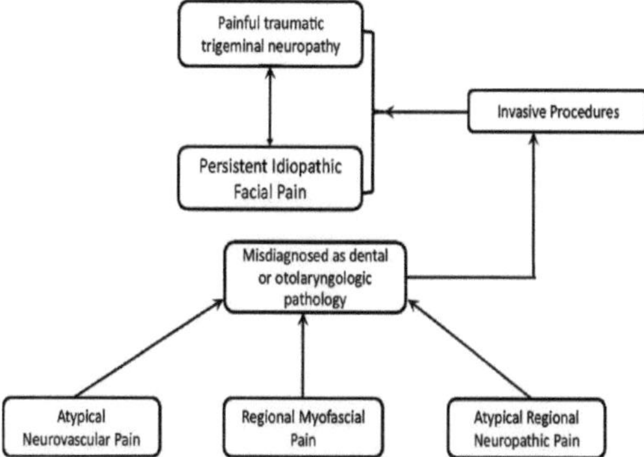

Figura 8.2. Dor facial idiopática (PIFP) estabelecida como resultado de entidades de dor orofacial mal diagnosticadas (por exemplo, dores neurovasculares atípicas, dor miofascial regional e síndromes de dor neuropática mais raras ou outras) que são submetidas a intervenções dentárias, otorrinolaringológicas ou neurocirúrgicas invasivas.

[Figura 8.2.] Dor facial idiopática (PIFP) estabelecida como resultado de entidades de dor orofacial mal diagnosticadas (por exemplo, dores neurovasculares atípicas, dor miofascial regional e síndromes de dor neuropática mais raras ou outras) que são submetidas a intervenções dentárias, otorrinolaringológicas ou neurocirúrgicas invasivas.[(71)]

Os critérios seguintes são recomendados antes de o dentista poder classificar a dor de um doente como dor atípica.

1) Todos os testes e exames clínicos devem revelar a ausência de patologia detetável na região dentária e oral, uma radiografia dentária mínima, ortopantomografia, biópsia e um relatório completo de análises sanguíneas devem ser tentados, juntamente com o parecer do neurologista.

2) Um doente definitivamente hipocondríaco, que mantém notas pormenorizadas sobre a sua doença ao longo dos últimos anos, é um candidato mais provável.

3) Um doente que muda a localização e o carácter da sua dor sempre que se apresenta. Quando a dor não segue a via anatómica, atravessa a linha média e atravessa os planos do corpo, é provável que se trate de uma dor facial atípica·[(45)]

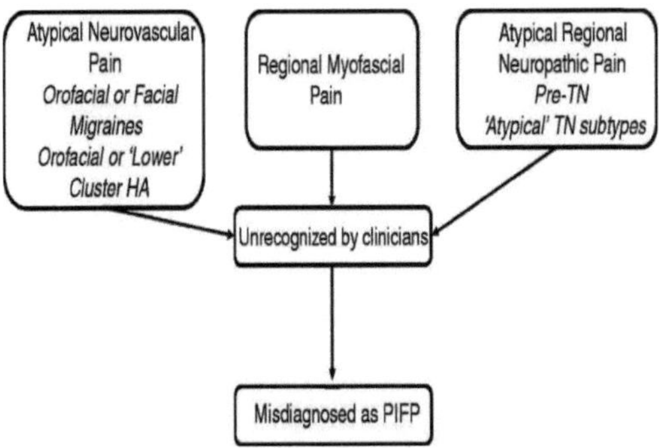

Figura 8.3. Diagnóstico incorreto de dor facial idiopática persistente (PIFP) em resultado do não reconhecimento de síndromes de dor orofacial atípicas ou raras, tais como dores neurovasculares atípicas, dor miofascial regional e síndromes de dor neuropática mais raras ou outras.

Diagnóstico incorreto de dor facial idiopática persistente (PIFP) como resultado do não reconhecimento de síndromes de dor orofacial atípicas ou raras, tais como dores neurovasculares atípicas, dor miofascial regional e síndromes de dor neuropática mais raras ou outras [Figura 8.3].(45) Uma vez diagnosticado, o doente deve ser aconselhado e pode ser administrado um inventário de depressão e ansiedade para determinar o estado psicológico e podem ser prescritos tranquilizantes e antidepressivos ligeiros após consulta de um especialista em medicina oral. Se não for possível gerir a situação, deve recorrer-se a um psiquiatra. A dor facial atípica ocorre frequentemente nas regiões dos molares e pré-molares. Os testes térmicos e mecânicos da zona afetada são equívocos. As mulheres na menopausa, os doentes geriátricos e, por vezes, as solteironas mais jovens combinam esta dor facial atípica com outras formas de hipocondria, como desmaios, fraqueza, nervosismo.(6,45)

8.6. Critérios de diagnóstico para PIFP[71]

Critérios de diagnóstico	Notas
Dor facial e/ou oral que preenche os critérios B e C	Este é o termo atual para o que era anteriormente designado por Dor Facial Atípica ou a sua contraparte intra-oral, Odontalgia Atípica
Recorrente diariamente durante >2 horas por dia durante >3 meses	Pode ter exacerbações agudas e é agravada pelo stress
A dor tem as duas caraterísticas seguintes: Mal localizado e não seguindo a distribuição de um nervo periférico Aborrecimento, dor ou incómodo qualidade	A dor pode ser descrita como profunda ou superficial Com o tempo, pode espalhar-se para uma área mais vasta da região craniocervical
O exame clínico-neurológico é normal	Parece existir um continuum desde o PIFP induzido por um traumatismo insignificante até à neuropatia trigeminal pós-traumática dolorosa causada por um insulto significativo aos nervos periféricos O PIFP pode ser iniciado por uma pequena operação ou lesão da face, maxilares, dentes ou gengivas sem qualquer causa local demonstrável. No entanto, os testes psicofísicos ou neurofisiológicos podem demonstrar anomalias sensoriais
O termo odontalgia atípica tem sido aplicado a uma dor contínua num ou excluídos mais dentes ou num alvéolo dentário após investigações de extração, na ausência de qualquer causa dentária habitual. Pensa-se que se trata de uma subforma da PIFP, embora seja mais localizada, a idade média de início seja mais jovem e os géneros sejam mais equilibrados.	
A dor facial idiopática persistente (PIFP) pode ser comórbida com outras condições de diagnóstico da ICHD-3, como a dor crónica generalizada e a síndrome do intestino irritável. Além disso, apresenta elevados níveis de comorbilidade psiquiátrica e incapacidade psicossocial	

8.6.A.Evolução temporal e prognóstico:

A dor facial atípica ocorre normalmente em adultos jovens ou de meia-idade. Os sintomas são surpreendentemente constantes ao longo do tempo. A terapêutica médica raramente é eficaz e as operações de desnervação tornam a síndrome da dor do doente mais grave. Ao longo de muitos anos, o doente parece manifestar um comportamento menos florido da dor, mas a preocupação somática, o estilo de vida passivo e a depressão são caraterísticas a longo prazo destes doentes.[70]

8.7. Tratamento:

Uma vez diagnosticada, a dor facial atípica é uma doença ideal para ser tratada no hospital com a ajuda de um assistente social psiquiátrico, de um cirurgião psiquiátrico e de um cirurgião dentista. Aconselhamento, medicação antidepressiva de curta duração e ou tranquilizantes ligeiros proporcionam normalmente um bom prognóstico. Atualmente, até uma tomografia computorizada é considerada um exame básico para excluir qualquer patologia que se encontre em zonas cranianas profundas.[45]

8.7.A. Farmacoterapia:

É importante reconhecer que a dor facial atípica é um estado de dor central, caracterizado pela ausência de patologia na área dolorosa. Os medicamentos suprimem a nocicepção, a dor devido a danos nos tecidos, não têm muito valor no alívio da dor de tique, têm qualquer valor no tratamento da dor devido a danos nos tecidos, como um dente com abcesso. Os medicamentos utilizados para tratar PIFP incluem antidepressivos, anticonvulsivantes, agentes de depleção de substância P,

anestésicos tópicos, antagonistas do N-metil-D-aspartato (NMDA) e medicamentos opiáceos. Destas classes de medicamentos, os anticonvulsivantes e os antidepressivos parecem ser os mais eficazes. O componente neuropático da dor responde bem aos anticonvulsivantes e antidepressivos.

Os estupefacientes podem ser úteis a curto prazo durante uma crise, mas raramente são adequados para o tratamento a longo prazo da dor facial atípica. Muitas vitaminas, tranquilizantes e antidepressivos têm sido reivindicados como sendo de valor, sem qualquer prova da sua eficácia. As remissões espontâneas são certamente responsáveis por algumas destas alegações. É prudente evitar a realização de procedimentos cirúrgicos ablativos em doentes com dor facial atípica. As operações que envolvem desnervação adicional, como avulsões nervosas, gangliólise e rizotomia, geralmente não aliviam a dor existente e resultam em queixas adicionais de dor e dormência. Alguns neurocirurgiões relataram que os pacientes com dor facial atípica unilateral têm uma lesão (vaso sanguíneo, raramente tumor) que está a comprimir o nervo trigémeo distal ao local da lesão juxtrapontina responsável pelo tique douloureux. Outros contestaram estes resultados.

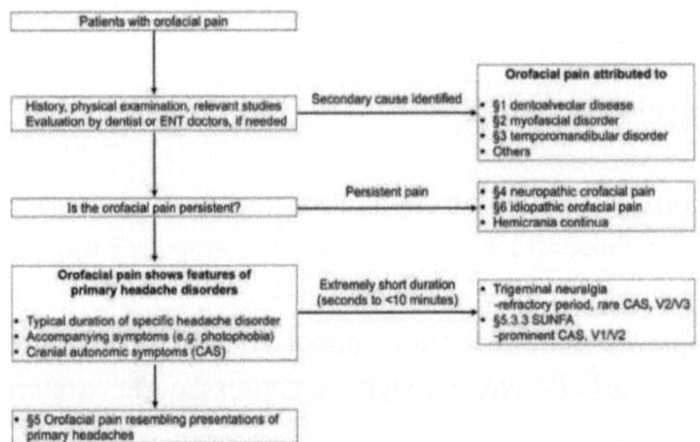

Figura 8.4. Fluxograma de diagnóstico de dores orofaciais que se assemelham a apresentações de cefaleias primárias.

Foram relatados alguns casos de sucesso em doentes com dor facial atípica unilateral após estimulação crónica do gânglio gasseriano, tal como referido por Meyerson e Hakansson (1980) e Lazorthes (1987). Um elétrodo de estimulação pode ser introduzido por via percutânea ou através de craniotomia temporal e ligado a um gerador de estímulos implantado na parede torácica. Não é claro como selecionar os doentes para esta operação; cerca de dois terços parecem ter bons resultados a longo prazo. A tractomia ou a nucleotomia do trigémeo também têm sido utilizadas com resultados variáveis num pequeno número de doentes.[71] Se os medicamentos não conseguiram controlar a sua dor, é encorajador saber que tem uma boa probabilidade de obter alívio com uma das quatro intervenções abaixo.[73]

8.7.B. Descompressão microvascular para dor facial atípica :

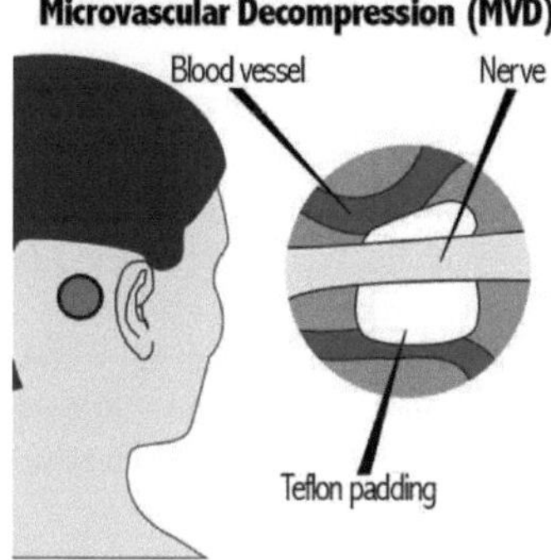

Figura 8.5. Descompressão microvascular

Se é jovem e tem a saúde necessária para se submeter a uma cirurgia convencional, a descompressão microvascular é a primeira escolha para o tratamento da sua dor facial atípica. Trata-se de um procedimento minimamente invasivo que envolve a realização de uma incisão relativamente pequena no crânio, atrás da orelha. A incisão é feita para identificar e reposicionar suavemente o vaso sanguíneo que está a comprimir o nervo trigémeo. Pode eliminar ou reduzir rapidamente a dor na maioria dos casos, mas a dor pode reaparecer nalguns doentes. [73,74,75] Ni et al[9] recomendaram uma ressonância magnética tridimensional rápida com gradiente e uma angiografia por ressonância magnética tridimensional com um sistema de ressonância magnética de 3,0 Tesla para detetar a relação anatómica das estruturas neurais e vasculares na zona de entrada da raiz do trigémeo (TREZ) no pré-operatório.[74]

8.7.C. Radiocirurgia com Gamma Knife para a dor facial atípica :

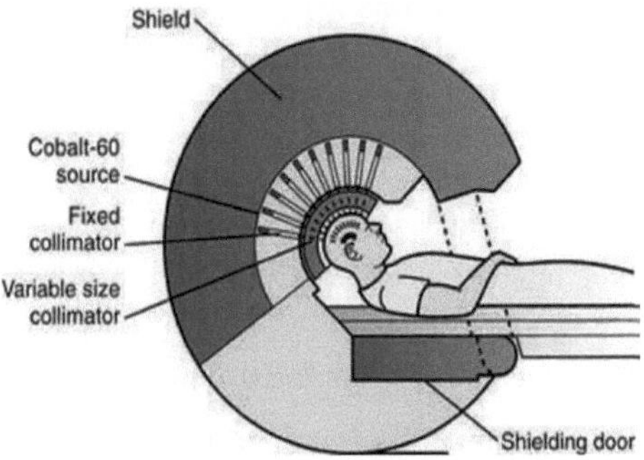

Figura 8.6. Radiocirurgia Gamma Knife

Se for mais velho ou tiver outros problemas de saúde, a radiocirurgia Gamma Knife é uma boa opção. Este tratamento atípico da dor facial consiste em administrar uma dose altamente concentrada de radiação a um alvo preciso na raiz do nervo trigémeo. A ação danifica o nervo, o que deverá resultar numa redução gradual da dor ao longo de várias semanas. Como não envolve uma incisão e anestesia geral, evita muitos dos riscos inerentes à cirurgia aberta. A Gamma Knife é bem sucedida na maioria dos doentes e pode ser repetida se a dor voltar a aparecer. [(73,76,77)]

8.7.D. Rizotomia percutânea para dor facial atípica :

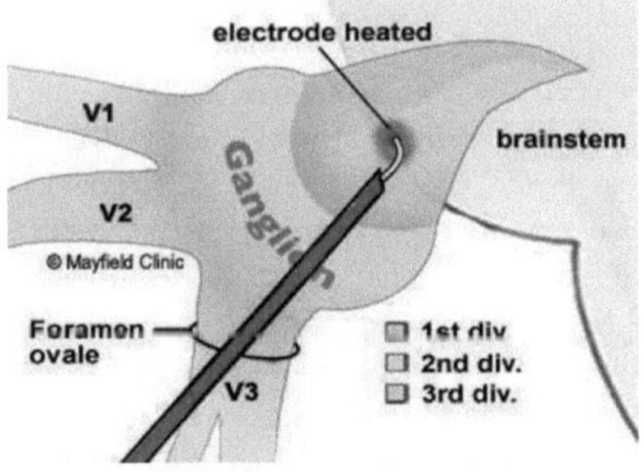

Figura 8.8. Rizotomia percutânea

Um procedimento não invasivo, a rizotomia percutânea é realizada em regime de ambulatório. Nesta técnica, o médico enfia uma agulha especializada através da bochecha até à base do nervo trigémeo. O calor é utilizado para destruir a parte do nervo que produz a dor, inibindo assim os sinais de dor para o cérebro. Este procedimento pode ser repetido sempre que necessário para proporcionar o maior alívio possível. [(73,78,79)] São aplicadas rajadas curtas e controladas de calor para destruir seletivamente partes do nervo. [(78)]

8.7.E. Implante de estimulador da dor :

O implante de um estimulador da dor é utilizado quando não se obtêm bons resultados com outros procedimentos. Reduz e, por vezes, elimina a dor através de um elétrodo inserido que interrompe os impulsos nervosos para o cérebro. A intervenção é moderadamente invasiva e é efectuada sob anestesia geral.(73) Um implante de estimulador da dor é normalmente executado em duas etapas. Primeiro é implantado um elétrodo temporário, após o qual os efeitos são monitorizados. Se obtiver pelo menos uma redução de 50 por cento da dor, será implantado um elétrodo permanente numa segunda cirurgia. Um ligeiro entorpecimento pode ser um efeito secundário deste tratamento atípico da dor facial. (80)

9. SÍNDROME DA BOCA ARDENTE

A Síndrome da Boca Ardente (BMS) [Figura 9.1] é uma condição dolorosa frequentemente descrita como uma sensação de ardor, escaldadura ou formigueiro na boca que pode ocorrer todos os dias durante meses ou mais. A dor pode ser acompanhada por boca seca ou alteração do sabor da boca.(81)

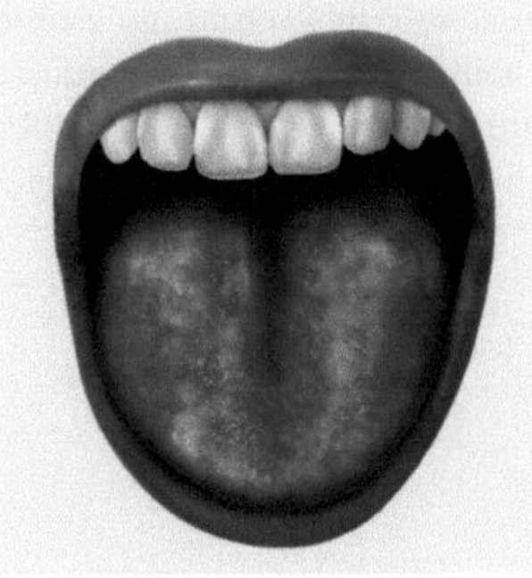

Figura 9.1. Síndrome da boca ardente

Sinónimos -

- Estomatopirose
- Glossopirose
- Estomatodinia
- Glossodinia
- Dor de boca
- Língua dorida
- Disestesia oral.

Nesta síndrome, a dor representa o principal sintoma de uma variedade de queixas orais crónicas. O termo "síndrome da boca ardente" (SBA) refere-se a uma dor oral crónica em queimadura, diagnosticada na ausência de qualquer anomalia visível da mucosa ou outra doença orgânica. É aqui que reside o desafio do reconhecimento inicial da condição pelos clínicos. O segundo desafio é que os factores psicogénicos são uma causa provável na maioria dos casos. O principal sintoma desta doença é por vezes designado por estomatodinia. Este sintoma principal de dor na mucosa oral é frequentemente acompanhado por queixas subjectivas de disgeusia e xerostomia, com ou sem a presença de hipofunção salivar.(82)

A Síndrome da Boca Ardente (SBA) é uma síndrome de dor crónica que afecta principalmente mulheres de meia-idade/velhas com alterações hormonais ou perturbações psicológicas. Esta condição é provavelmente de origem multifatorial, muitas vezes idiopática, e a sua etiopatogénese permanece em grande parte obscura.[83]

9.1 Definição:

Apesar de ter sido publicada uma grande quantidade de artigos neste domínio, ainda não existe uma definição universalmente aceite desta síndrome.

IASP (2016) "Sensação de ardor intra-oral crónica que não tem uma causa identificável, nem doença local nem sistémica."
IHS (2018) "Uma sensação de ardor ou disestesia intra-oral, recorrente diariamente durante mais de 2 horas por dia ao longo de mais de 3 meses, sem lesões causais clinicamente evidentes."

OMS (2018) "Dor orofacial crónica com sensação de queimadura intra-oral ou disestésica que se repete por mais de 2 horas por dia em 50% dos durante mais de 3 meses, sem lesões causais evidentes na investigação e exame clínicos."[84] A síndrome da boca ardente (SBA) é caracterizada por dor ou sensação de queimadura que afecta uma mucosa oral aparentemente saudável e que não pode ser atribuída a outros distúrbios, como candidíase ou irritação causada por dentaduras. Apesar do vasto corpo de conhecimento, algumas questões sobre a SBA ainda são debatidas e representam um desafio tanto para os investigadores como para os clínicos. O que gera um grande dilema é o facto de a SGB ser definida por sintomas que podem potencialmente resultar de numerosas patologias locais/sistémicas diferentes, algumas das quais podem ser claramente identificadas e tratadas, e outras que escapam ao diagnóstico e, por conseguinte, dificultam a gestão. Muito recentemente, vários autores concentraram os seus esforços em determinar se a SGB deve ser considerada como uma "síndrome" distinta, ou se representa sobretudo uma "perturbação sintomática" de um grande número de condições decorrentes de um vasto leque de patologias (alterações hormonais, deficiências nutricionais, etc.), propondo a ausência de factores locais/sistémicos como critério de inclusão de uma "verdadeira SGB" e assumindo que todos os outros tipos de "ardor oral incessante" correlacionados com diferentes patologias podem ser um sintoma dentro do espetro clínico desse grupo de patologias.[83]

9.2 Epidemiologia

A SGB é uma doença tipicamente observada em indivíduos de meia-idade e idosos, com uma faixa etária que varia entre os 38 e os 78 anos. A ocorrência abaixo dos 30 anos de idade é rara e o rácio mulher/homem é de cerca de 7:1.[83] Continua a faltar um número adequado de estudos que apresentem amostras epidemiológicas adequadas de doentes com SGB. Assim, a prevalência da SGB parece ser estimada de forma muito imprecisa. Inicialmente, verificou-se um sobre-diagnóstico de doentes com SMC nas populações investigadas. De facto, estudos anteriores relataram intervalos variados e extremamente grandes de prevalência de SMC, de 0,7% a 4,6% ou mais. Esta variabilidade deveu-se provavelmente aos vários critérios utilizados para o diagnóstico da SGB. Por exemplo, quando a SGB foi identificada apenas com base numa sensação prolongada de ardor na mucosa oral, foi estimada uma prevalência de 14,8%.[84]

No entanto, quando o diagnóstico foi feito com critérios mais corretos, a prevalência da SGB diminuiu para 0,7%. Atualmente, esta síndrome está mais disseminada do que se estima em todo o mundo. A utilização de um sistema de classificação adequado e consistente, baseado numa definição universalmente aceite de SGB e em critérios de diagnóstico rigorosos, é obrigatória para que a prevalência desta síndrome possa ser estimada com precisão.[83]

9.3 Classificação

9.3.A. Com base na base neuropática da doença, são identificadas duas formas clínicas de SGB [84]

1) "SGB primária" ou SGB essencial/idiopática para a qual não podem ser identificadas causas orgânicas locais/sistémicas.

2) "SGB secundária", resultante de condições patológicas locais/sistémicas e, por conseguinte, potencialmente sensível a uma terapia orientada para a etiologia.

De acordo com estes critérios, a SGB "idiopática" e a forma "secundária" podem representar dois subgrupos distintos da mesma "entidade patológica".[84]

9.3.B. Lamey e Lewis categorizaram a síndrome da boca ardente em três categorias com base nas flutuações da gravidade da dor durante um período de 24 horas Com base em sinais e sintomas:

Tipo I: caracteriza-se por dor diária em que os sintomas estão ausentes ao acordar, mas aumentam gradualmente de gravidade à medida que o dia avança, sem relação com condições psiquiátricas. A sua prevalência é de 35% do total de BMS.

Tipo II: caracteriza-se por dores constantes durante o dia e a noite. Estes doentes são muito ansiosos. A sua prevalência é de 55% do total de BMS.

Tipo-III: caracteriza-se por dor intermitente, com intervalos sem dor. Ocorre em locais não habituais, como o soalho da boca e a orofaringe posterior. A dor está relacionada com o tipo de alimento ingerido, bem como com os alergénios. A sua prevalência é de 10% do total de BMS.[85,86]

Tabela 9.1. Classificação da síndrome da boca ardente de acordo com Lamey e Lewis.

Achados clínicos		Associação
Tipo I	Dor diária, não presente Ao despertar, piora à medida que o dia avança.	Não psiquiátrico
Tipo II	Dores constantes	Psiquiátrico, ansiedade crónica
Tipo III	Dor intermitente em locais habituais, como o soalho da boca	Estomatite alérgica de contacto devida a agentes conservantes e aditivos

Verificou-se que determinadas condições de dor crónica, como a SBA, a "dor facial atípica" e a "odontalgia atípica", algumas "perturbações dos músculos mastigatórios" e "perturbações da articulação temporomandibular" apresentam caraterísticas clínicas comuns, como padrões de dor semelhantes na ausência de provas etiológicas claras, e são igualmente difíceis de tratar. Por conseguinte, foi proposto que todas estas perturbações de dor crónica fossem incluídas numa

1) **Conceito unificado de dor orofacial idiopática**: De acordo com este conceito, a dor ou o ardor da mucosa oral causados por um processo patológico conhecido devem ser considerados apenas como um sintoma dessa patologia.

2) **A "verdadeira BMS" (ou "estomatodinia")** é uma dor que não pode ser atribuída a nenhuma causa local ou sistémica.

A inclusão da estomatodinia (EBM) na nova classificação acima referida é muito convincente, mas pressupõe que pouco se sabe sobre os mecanismos capazes de gerar ardor na mucosa oral ou sintomas semelhantes à dor. Assim, se todos os doentes com SGB forem agrupados nesta categoria de dor orofacial proposta, poderão perder-se terapias eficazes para gerir os factores etiológicos locais ou sistémicos subjacentes a esta síndrome. As caraterísticas clínicas da SGB sublinham que o mesmo padrão sintomático específico (dor, disgeusia e/ou xerostomia), na ausência de lesões da mucosa, existe em doentes com SGB com etiologias identificadas, bem como em casos idiopáticos. Assim, é provável que a classificação da SGB acima proposta resulte na exclusão de muitos doentes, uma vez que os recentes estudos fundamentais, que utilizam técnicas de diagnóstico sofisticadas, chamaram a atenção para o fundo neuropático da SGB.[87]

9.4 Etiopatogénese:

A etiopatogénese da SGB ainda não é clara, e a questão tem gerado considerável controvérsia na literatura. O aspeto mais debatido é se a SGB deve ser definitivamente considerada como uma "entidade distinta e não tão lógica" ou como uma "perturbação sintomática" que tem origem em diferentes patologias. O cerne do problema é que a SGB pode representar um complexo de múltiplas doenças com sintomas que se sobrepõem. Consequentemente, lidar com uma síndrome que é mal definida por sintoma(s) sem ter em conta a etiologia causa, de facto, mais problemas relativamente ao diagnóstico e à gestão.[88,89]

Causas secundárias, contributivas ou associadas da síndrome da boca ardente[90]

A ação ou a interação entre um ou mais factores de precipitação desconhecidos (x, y?) ou bem identificados (locais, sistémicos e/ou talvez psicogénicos) Pode determinar uma lesão/perturbação neuropática reversível ou irreversível
(a) Tais como lesões dos nervos periféricos, perturbações do sistema dopaminérgico e/ou outras alterações neurológicas. Estas perturbações podem resultar em sintomas de BMS

(b) O papel etiológico da angústia psicológica ainda está pendente. No entanto, longos períodos de dor crónica podem também resultar em perturbações psicogénicas

(c) O que pode intensificar os sintomas da SGB.[90,91]

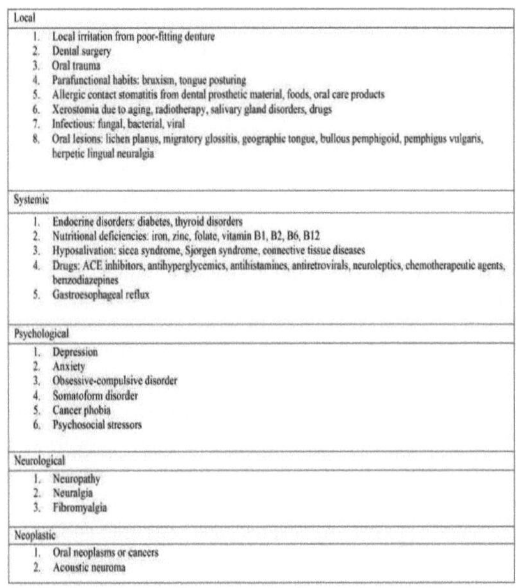

Local
1. Local irritation from poor-fitting denture 2. Dental surgery 3. Oral trauma 4. Parafunctional habits: bruxism, tongue posturing 5. Allergic contact stomatitis from dental prosthetic material, foods, oral care products 6. Xerostomia due to aging, radiotherapy, salivary gland disorders, drugs 7. Infectious: fungal, bacterial, viral 8. Oral lesions: lichen planus, migratory glossitis, geographic tongue, bullous pemphigoid, pemphigus vulgaris, herpetic lingual neuralgia
Systemic
1. Endocrine disorders: diabetes, thyroid disorders 2. Nutritional deficiencies: iron, zinc, folate, vitamin B1, B2, B6, B12 3. Hyposalivation: sicca syndrome, Sjorgen syndrome, connective tissue diseases 4. Drugs: ACE inhibitors, antihyperglycemics, antihistamines, antiretrovirals, neuroleptics, chemotherapeutic agents, benzodiazepines 5. Gastroesophageal reflux
Psychological
1. Depression 2. Anxiety 3. Obsessive-compulsive disorder 4. Somatoform disorder 5. Cancer phobia 6. Psychosocial stressors
Neurological
1. Neuropathy 2. Neuralgia 3. Fibromyalgia
Neoplastic
1. Oral neoplasms or cancers 2. Acoustic neuroma

Figura 9.2. Fator fisiopatológico da síndrome da boca ardente

9.5 Fisiopatologia:

A fisiopatologia da SGB primária não é clara e tem gerado controvérsia ao longo dos anos. A etiopatogénese parece ser complexa e, num grande número de doentes, envolve provavelmente interações entre factores locais, sistémicos e/ou psicogénicos. Tem sido dada particular ênfase aos sintomas concomitantes de boca seca e alterações do paladar. Os elementos relativos à fisiopatologia foram discutidos em 4 níveis que podem estar em interação [Figura 9.2]. [89]

(1) Factores ambientais locais,
(2) Sistema nervoso periférico,
(3) O sistema nervoso central,
(4) Questões psicossociais.

9.5.A. Factores locais :

a) Actividades parafuncionais:
As actividades parafuncionais (empurrar a língua, ranger e cerrar os dentes) que resultam em excesso de desgaste oclusal ou da prótese, sucção labial, pressão labial e respiração bucal também foram observadas nos doentes. Os doentes com SMC que apresentam hábitos parafuncionais, como o ranger de dentes, podem estar associados a ansiedade.

b) Correntes galvânicas:
Não existe um método clínico objetivo para confirmar as correntes galvânicas dentro ou entre restaurações metálicas.[85]

c) Boca seca:

Foi teorizado que a SBA está relacionada com a diminuição da função das glândulas salivares, mas a maioria dos estudos não demonstrou uma associação clara entre a SBA e a diminuição do fluxo salivar. Os estudos demonstraram alterações em vários componentes salivares, como a mucina, a IgA, os fosfatos, o pH e a resistência eléctrica. A relação destas alterações na composição salivar com a síndrome da boca ardente é desconhecida, mas as alterações podem resultar da alteração da produção simpática relacionada com o stress, ou de alterações nas interações entre os nervos cranianos que servem o paladar e a sensação de dor.[90]

d) Função gustativa:
Foram notificadas alterações do paladar em mais de 60% dos doentes com SMC, tendo sido demonstrado que os doentes com SMC têm limiares de perceção do paladar diferentes dos dos controlos. A disgeusia (particularmente um sabor anormalmente amargo) foi registada em 60% dos doentes com SMB. Esta associação levou a um conceito de que a SGB pode ser um defeito nos mecanismos neurais periféricos sensoriais.[91]

O papel do paladar na síndrome da boca ardente não é claro, embora estudos recentes de um grupo de investigadores tenham demonstrado uma possível relação entre a atividade gustativa e a doença. Existe uma maior prevalência dos chamados "supertasters" (pessoas com maior capacidade de detetar o paladar) entre os doentes com síndrome da boca ardente. Os superdetectores teriam mais probabilidades de serem afectados pela síndrome da dor em queimadura devido à sua maior densidade de papilas gustativas, cada uma das quais rodeada por um conjunto de neurónios da dor do nervo trigémeo. Este modelo explicaria também a falta de efeito da terapia de substituição hormonal, uma vez que a lesão neural já ocorreu. Outras investigações descobriram que a capacidade de detetar o sabor amargo diminui na altura da menopausa. Foi sugerido que a lesão do paladar pode também estar associada à perda da inibição central das fibras aferentes da dor do nervo trigémeo, o que pode levar a sintomas de ardor oral. A lesão ou disfunção neural periférica devida a traumatismo oral, facial ou sistémico pode estar na origem do ardor oral. A lesão selectiva da corda do tímpano tem sido implicada na sequência de um bloqueio mandibular. As lesões da corda do tímpano provocam alterações do paladar.[92,93]

9.5.B. Factores sistémicos :

Embora a síndrome da boca ardente não tenha sido associada a nenhuma condição médica específica, foi documentada a associação com uma grande variedade de condições de saúde concomitantes e condições de dor crónica, incluindo dores de cabeça e dores noutras localizações. Os doentes com síndrome da boca ardente têm frequentemente níveis elevados de glucose no sangue, mas não foi documentada qualquer relação consistente ou causal.

A. Deficiências nutricionais:

(Vtaminas Bl. B2 e B6, zinco, etc.) são outras conclusões que não são consistentemente apoiadas pela literatura.

B. Diabetes:

A diabetes predispõe os doentes para a secura da boca e para a candidíase, que pode ser responsável pelo ardor oral em 2 a 10% dos casos.

Local	Systemic	Psychological
Ill-fitting dentures	Deficiencies	Depression
Dental anomalies	Iron (anemia)	Anxiety
Dental treatment	Vitamin B12	Obsessive compulsive disorder
Mechanical factors	Folate	Somatoform disorder
Parafunctional habits	Zinc	Cancerphobia
Clenching	B complex vitamins	Psychosocial stressors
Bruxism	Endocrine	
Tongue posture	Diabetes	
Cheek/lip biting	Thyroid disease	
Myofascial pain	Menopause	
Allergic contact stomatitis	Hormonal deficiencies	
Dental restorations	Hyposalivation	
Denture materials	Connective tissue disease	
Caustic oral rinses	Sjogren's syndrome	
Acidic foods	Sicca syndrome	
Preservatives	Drug-induced	
Additives	Anxiety or stress	
Flavorings	Medication	
Neurologic	ACE inhibitors	
Referred from tonsils or teeth	Antihyperglycemic	
Trigeminal neuropathy	Esophageal reflux	
Acoustic neuroma		
Infection		
Bacterial		
Fungal		
Viral		
Hyposalivation		
Radiation therapy		
Salivary gland disorders		

BMS: Burning mouth syndrome, ACE: Angiotensin converting enzyme.

Figura 9.3. Factores etiológicos relatados para a SGB

C. Regurgitação gástrica:

Pensa-se também que é o fator responsável pela queimadura oral.

D. Disfunção psicológica:

A SGB tem sido associada a perturbações psicológicas em muitos estudos. A depressão está frequentemente associada à SGB e, em alguns estudos, cerca de um terço dos doentes com SGB apresentam valores significativos de depressão, embora, como em qualquer perturbação de dor crónica, não seja claro se a depressão é a causa ou o efeito dos sintomas. É provável que alguns casos de SGB tenham uma forte componente psicológica, mas é também provável que outros factores, como o trauma crónico de baixo grau resultante de hábitos orais pouco funcionais (por exemplo, esfregar a língua nos dentes ou pressioná-la no palato), desempenhem um papel importante.[(89)] Do mesmo modo, a utilidade dos antidepressivos tricíclicos e de algumas benzodiazepinas pode estar mais estreitamente relacionada com as suas propriedades analgésicas e anticonvulsivas e com o possível efeito das benzodiazepinas nas vias da dor gustativa.[(88)]

E. Inibidores da ECA:

O ardor oral devido aos inibidores da ECA diminui ao fim de várias semanas após a redução, alteração ou descontinuação dos inibidores da ECA. Como não existe uma etiologia definida para a SGB, todas as causas sistémicas prováveis têm de ser excluídas com consultas médicas adequadas e testes laboratoriais apropriados. Alguns dos exames laboratoriais recomendados são o hemograma completo com ferro sérico diferencial, B12/B1, B2.B6, ácido fólico, ferritina e níveis de açúcar no sangue em jejum.(87,88)

F. Alterações hormonais:

O aumento da incidência de SMC em mulheres após a menopausa levou os investigadores a suspeitarem de uma associação com alterações hormonais, mas há poucas provas de que as mulheres com SMC tenham mais anomalias hormonais do que os controlos que não têm SMC. Os estudos sobre a terapêutica de substituição de estrogénios utilizada no tratamento do SMC produziram resultados mistos, e poucos investigadores recomendam a substituição hormonal como terapêutica primária para o SMC em doentes que não necessitam dela por outras razões. Esta resposta variável está relacionada com a presença ou ausência de receptores de estrogénio na mucosa oral. Sugere-se que existe uma redução do número de papilas gustativas nas mulheres pós-menopáusicas com perda de inibição do nervo trigémeo, através do nervo facial que transporta o paladar para a parte anterior da língua. Aproximadamente 90% das mulheres em estudos sobre a síndrome estavam na pós-menopausa, com a maior frequência de início relatada entre três anos antes e 12 anos após a menopausa.(88)

9.6 Manifestações clínicas:

As mulheres têm sintomas de SGB sete vezes mais frequentemente do que os homens. Quando questionadas, 10 a 15% das mulheres pós-menopáusicas têm uma história de sensações de ardor oral, sendo estes sintomas mais prevalentes 3 a 12 anos após a menopausa. A língua é o local mais comum de envolvimento, mas os lábios e o palato também são frequentemente afectados. Pensa-se que as doenças das mucosas, as infecções fúngicas, as infecções bacterianas, as alergias, os dentes ásperos, as restaurações partidas, os factores locais e a disfunção temporomandibular podem causar a SBA. Apesar dos relatos que sugerem uma relação significativa entre a síndrome da boca ardente e lesões erosivas ou ulcerativas da mucosa, periodontite e língua geográfica, a maioria dos estudos não relatou alterações significativas nos aspectos moles ou duros intra-orais. Também se suspeitou de reacções alérgicas, mas não existem provas que sustentem a hipótese de a SBA resultar de reacções alérgicas a alimentos, produtos de higiene oral ou materiais dentários. Uma alergia de contacto pode afetar a mucosa oral, estando presente nos casos de alergia de contacto e ausente nos doentes com SMB.(88)

O ardor pode ser intermitente ou constante, mas comer, beber ou colocar rebuçados ou pastilhas elásticas na boca alivia carateristicamente os sintomas. Isto contrasta com o aumento do ardor oral observado durante a alimentação que ocorre em doentes com lesões ou nevralgias que afectam a mucosa oral. Os doentes que apresentam SGB são frequentemente apreensivos e admitem ser geralmente ansiosos ou "tensos". Podem também ter sintomas que sugerem depressão, como diminuição do apetite, insónia e perda de interesse nas actividades diárias, como se mostra na [Figura 9.4].[92] A SGB assume normalmente uma variedade de apresentações clínicas e o reconhecimento destes sintomas pode por vezes ser difícil. O carácter da dor é descrito pelos doentes como ardor, formigueiro, comichão, picada ou dormência. A dor é frequentemente intratável, embora possa por vezes estar associada a um acontecimento traumático, doença, procedimento dentário ou stress. Na maioria dos casos, a dor localiza-se nos dois terços anteriores da língua, mas podem estar envolvidas outras mucosas orais, incluindo o palato, o lábio, a mucosa bucal, o bordo lateral da língua e o pavimento da boca. Os doentes referem frequentemente dor diária intermitente ou contínua com uma duração mínima de 4-6 meses. As sensações de ardor são bilaterais e de intensidade variável, agravando-se progressivamente ao longo do dia e com factores de stress psicológico, e melhorando com a ingestão de alimentos e bebidas. As ligações anatómicas entre a sensibilidade gustativa e a dor oral sugerem que a lesão do sistema gustativo pode estar associada a uma sensação de ardor oral ou a outro tipo de anormalidade.[82] A SGB assume normalmente uma variedade de apresentações clínicas e o reconhecimento destes sintomas pode por vezes ser um desafio. O carácter da dor é descrito pelos doentes como ardor, formigueiro, comichão, picada ou dormência. A dor é frequentemente intratável, embora possa por vezes estar associada a um acontecimento traumático, doença, procedimento dentário ou stress. Na maioria dos casos, a dor localiza-se nos dois terços anteriores da língua, mas podem estar envolvidas outras mucosas orais, incluindo o palato, o lábio, a mucosa bucal, o bordo lateral da língua e o pavimento da boca. Os doentes referem frequentemente dor diária intermitente ou contínua com uma duração mínima de 4-6 meses. As sensações de ardor são bilaterais e de intensidade variável, piorando normalmente de forma progressiva ao longo do dia e com factores de stress psicológico, e melhorando com a ingestão de alimentos e bebidas.[93]

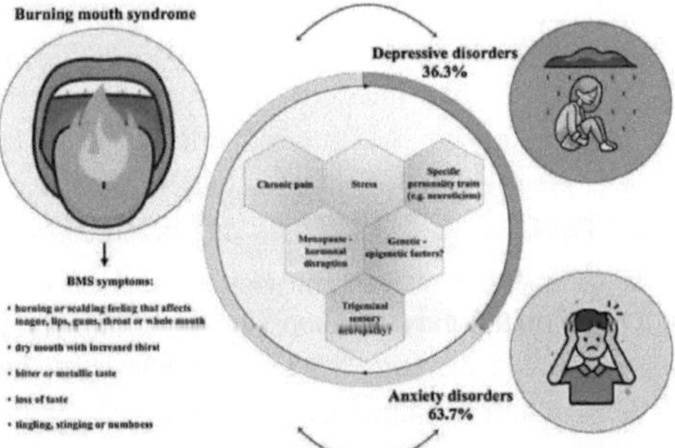

Figura 9.4. Síndrome da boca ardente associada a perturbações ansiosas e depressivas[13]

9.5. Caraterísticas da dor:

Em mais de metade dos doentes com síndrome da boca ardente, o início da dor é espontâneo, sem qualquer fator precipitante identificável. Aproximadamente um terço dos doentes relaciona o início da dor com um procedimento dentário, doença recente ou medicação (incluindo terapia antibiótica). Independentemente da natureza do início da dor, uma vez iniciado o ardor oral, este persiste frequentemente durante muitos anos. Em muitos doentes com a síndrome, a dor está ausente durante a noite, mas ocorre a um nível ligeiro a moderado a meio ou ao fim da manhã. O ardor pode aumentar progressivamente ao longo do dia, atingindo a sua maior intensidade ao fim da tarde e no início da noite. Os doentes referem frequentemente que a dor interfere com a sua capacidade de adormecer. Talvez devido aos distúrbios do sono, à dor constante ou a ambos, os doentes com dor em queimadura oral têm frequentemente alterações de humor, incluindo irritabilidade, ansiedade e depressão.[82] Estudos anteriores minimizavam frequentemente a dor da síndrome da ardência bucal, mas estudos mais recentes referem que a dor varia de moderada a grave e é semelhante em intensidade à dor de dentes.[12,82]

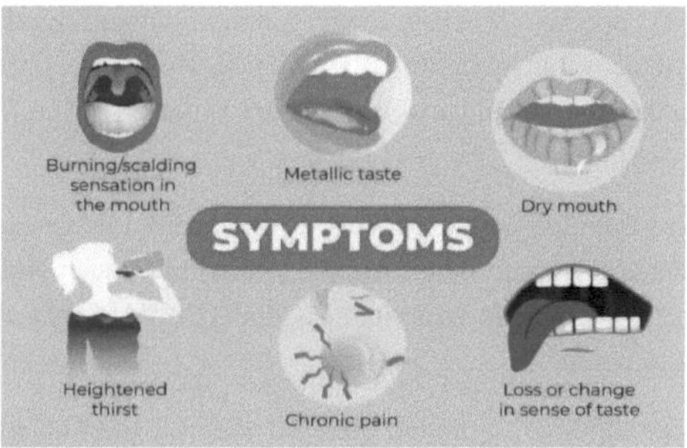

Figura 9.5. Sintomas da síndrome da boca ardente

Existe pouca informação disponível sobre a evolução natural da síndrome da boca ardente. Foi registada uma recuperação parcial espontânea no prazo de seis a sete anos após o início em até dois terços dos doentes, sendo a recuperação frequentemente precedida por uma mudança de ardor constante para episódico [Figura 9.5].[12] Não foram observados factores clínicos que prevejam a recuperação. A maioria dos estudos concluiu que o ardor oral é frequentemente acompanhado por outros sintomas, incluindo boca seca e alteração do paladar. As alterações do paladar ocorrem em cerca de dois terços dos doentes e incluem frequentemente queixas de sabores persistentes (amargo, metálico ou ambos) ou alterações na intensidade da perceção do paladar. Os sabores da disgeusia que acompanham o ardor oral são frequentemente reduzidos pela estimulação com alimentos. Em contrapartida, a aplicação de um anestésico tópico pode aumentar o ardor oral e diminuir os sabores disgeusíacos.[85]

Outras causas de sintomas de ardor na mucosa oral devem ser eliminadas através de exames e estudos laboratoriais antes de se poder fazer o diagnóstico de SGB. Os doentes com sintomas unilaterais devem ser submetidos a uma avaliação completa do trigémeo e de outros nervos cranianos para eliminar uma fonte neurológica de dor. Deve ser efectuado um exame clínico cuidadoso para detetar lesões orais resultantes de candidíase, líquen plano ou outras doenças das mucosas. Os doentes que se queixam de uma combinação de xerostomia e ardor devem ser avaliados quanto à possibilidade de uma perturbação das glândulas salivares, particularmente se a mucosa parecer seca e o doente tiver dificuldade em engolir alimentos secos sem beber líquidos. Quando indicado, devem ser efectuados testes laboratoriais para detetar neuropatia diabética não diagnosticada, anemia ou deficiências de ferro, folato ou vitamina B12. A síndrome da boca ardente primária é idiopática, o exame clínico e os resultados dos testes laboratoriais e de diagnóstico por imagem não detectam qualquer evidência de patologia.(92)

9.6. Tratamento

Só depois de excluir as causas locais e sistémicas dos sintomas de ardor é que o doente pode ser considerado como tendo a síndrome da boca ardente. O tratamento destes doentes é complexo, sendo muitas vezes necessária mais do que uma modalidade de tratamento. É importante que o doente tenha consciência de que a resolução completa dos sintomas nem sempre é possível. As opções de tratamento actuais incluem medicamentos tópicos e sistémicos e uma abordagem mais recente: a terapia cognitivo-comportamental [Figura 9.6]. Apesar da necessidade de diretrizes normalizadas relativamente à sua utilização, a terapia com laser também reduziu os sintomas.(89)

Adquirir a confiança e a tranquilidade do doente é fundamental na gestão da SGB, e é crucial que o doente compreenda e aceite o diagnóstico e tenha uma noção realista da probabilidade de cura. Isto tem um grande impacto na atitude do doente e pode frequentemente resultar em efeitos benéficos a longo prazo.(91)

No caso de perturbações médicas, o doente deve ser tranquilizado quanto à natureza benigna dos sintomas. Aconselhar o doente sobre a natureza da SGB é útil na gestão, particularmente porque muitos doentes terão sido submetidos a múltiplas avaliações clínicas sem uma explicação para os sintomas. O aconselhamento e a tranquilização podem ser um tratamento adequado para indivíduos com sensações de ardor ligeiras, mas os doentes com sintomas mais graves necessitam frequentemente de terapêutica medicamentosa.(93) Um exame clínico completo da mucosa oral é crucial nestes doentes. A ausência de patologia da mucosa oral é obrigatória para o diagnóstico de SGB. São essenciais pormenores relativos à qualidade, início, persistência, intensidade, ocorrência, duração, factores de alívio, evolução e local(is) envolvido(s) nos sintomas de dor. Esta informação fornecerá uma pista vital para diferenciar a SGB de outras perturbações de dor orofacial crónica. Uma vez que a SGB é uma doença multifatorial, nenhum medicamento ou procedimento de tratamento pode resultar na remissão completa de todos os sintomas.(89,90) Os aspectos psicológicos da SGB podem ser classificados em disfunção somatoforme crónica, perturbações vegetativas crónicas e fenómeno de dor crónica.

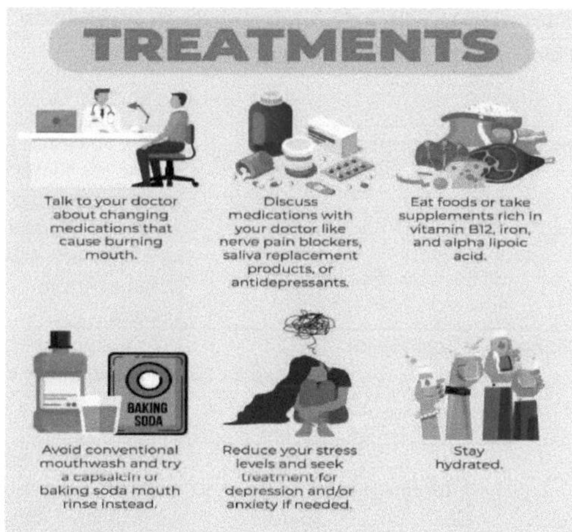

Figura 9.6. Modalidades de tratamento da síndrome da boca ardente

As terapias medicamentosas que se têm revelado mais úteis são doses baixas de TCAs, como a amitriptilina e a doxepina, ou clonazepam (um derivado das benzodiazepinas). Deve ser sublinhado ao doente que estes medicamentos não estão a ser utilizados para tratar doenças psiquiátricas, mas sim pelo seu efeito analgésico bem documentado. Os médicos que prescrevem estes medicamentos devem estar familiarizados com os potenciais efeitos secundários graves e incómodos. A queimadura da língua resultante de hábitos orais parafuncionais pode ser aliviada com a utilização de uma tala que cubra os dentes e/ou o palato.(93) É considerada uma doença multifatorial na qual intervêm factores neurogénicos, locais, sistémicos e psicogénicos. Os vários factores psicogénicos implicados na etiologia da SGB são a ansiedade, a depressão, as perturbações compulsivas, o stress psicossocial e a cancerofobia. O tratamento da SGB pode ser amplamente discutido em três tópicos: medicamentos tópicos, medicamentos sistémicos e interações comportamentais. Os medicamentos utilizados na SGB incluem antidepressivos, analgésicos, antiepilépticos, antifúngicos, antibacterianos, sialogogos, anti-histamínicos, ansiolíticos, antipsicóticos e substitutos vitamínicos, minerais e hormonais.(91)

Tratamento médico da Síndrome da Boca Ardente[89]

Medicamentos	Drogas	Dose	Prescrição
Antidepressivo tricíclico	Amitriptilina Nortriptilina	10a150 mg/dia	10 mg ao deitar; aumentar a dose em 10 mg de 4 em 4 ou de 7 em 7 dias até o ardor oral desaparecer ou os efeitos secundários desaparecerem ocorrer.
Benzodiazepinas	Clonazepam	0,25 a 2 mg/dia	0,25 mg ao deitar; aumentar a dose em 0,25 mg de 4 em 4 ou de 7 em 7 dias.
	Clordiazepóxido	10 a 30 mg/dia	5 mg ao deitar; aumentar a dose em 5 mg de 4 em 4 ou de 7 em 7 dias até que o ardor oral desapareça ou ocorram efeitos secundários; à medida que a dose aumenta, o medicamento é tomado em três doses divididas
Anticonvulsivantes	Gabapentina	300 a 1.600 mg/dia	100 mg ao deitar; aumentar a dose em 100 mg de 4 em 4 ou de 7 em 7 dias até o ardor oral desaparecer.
Capsaicina52	Pimenta e água	Variável	Enxaguar a boca com 1 colher de chá de uma diluição 1:2 (ou superior) de pimenta e água; aumentar a concentração de capsaicina conforme tolerado até um máximo de Diluição 1:1

Foram utilizadas soluções anestésicas locais para eliminar ou diminuir a sensação de ardor, embora a intensidade do ardor não se tenha alterado na maioria dos casos; as soluções estudadas nos últimos anos incluem a lidocaína viscosa, a benzocaína tópica e o cloridrato de benzamina. Outros agentes tópicos, como a capsaicina, têm sido referidos como alternativas de tratamento, mas não existem ensaios controlados. A terapia antifúngica local é indicada quando a Candida é identificada como o provável agente causador. Os aparelhos dessensibilizadores são úteis para limitar a irritação dos tecidos associada à parafunção. Quando é identificada uma alergia a um material específico - por exemplo, quando o eritema localizado está associado a restaurações temporárias em acrílico ou a material de base de dentadura - a remoção do material pode resolver a sintomatologia.[88,94]

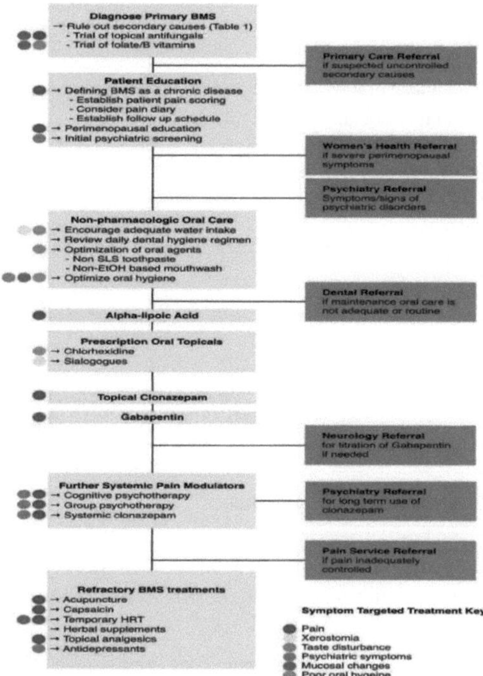

Figura 9.7. Fluxograma do algoritmo de gestão da síndrome da boca ardente [88,94].

A abordagem farmacológica para o controlo dos sintomas envolve a utilização de sedativos, ansiolíticos, antidepressivos, soluções anestésicas locais e outras substâncias psicoactivas. Tem-se obtido algum sucesso com a utilização de antidepressivos tricíclicos e inibidores selectivos da recaptação da serotonina (ISRS) em doses 8-10 vezes inferiores à dose antidepressiva eficaz.[94,95]

Etapa 1: Diagnóstico do SGB primário

História e exame físico exaustivos para distinguir causas secundárias de SGB, como medicamentos, infecções fúngicas e outras doenças das mucosas.[94,96]

Uma vez estabelecida a SGB primária, iniciar empiricamente vitaminas do complexo B, folato e/ou antifúngicos.[95]

Passo 2: Educação do doente -

Informar as doentes sobre a natureza da SGB e tranquilizá-las. Aconselhar as doentes relevantes sobre a possível relação com a menopausa. Fazer um rastreio psiquiátrico e propor um encaminhamento psiquiátrico, se for caso disso.[94,97]

Etapa 3: Otimização da higiene oral

Incentivar as normas de higiene oral Normas de higiene oral de acordo com as recomendações actuais da American Dental Association, incluindo

(1) escovar os dentes duas vezes por dia durante dois minutos de cada vez,
(2) escovagem da língua,
(3) uso diário do fio dental,
(4) visitas regulares ao dentista para limpeza profissional e exames orais[94,98]

Experimentar elixires sem álcool e evitar agentes espumantes na pasta de dentes, como o lauril sulfato de sódio (SLS).

Prevenir a xerostomia promovendo a ingestão adequada de líquidos; evitar o consumo de álcool, tabaco, alimentos demasiado salgados, bebidas ácidas e consumo de alimentos ricos em açúcar[94,99]

Etapa 4: Suplementação com ácido alfa-lipóico

- Regime experimental de ALA de 600 mg/dia durante 3-4 meses, com a possibilidade de prolongamento do tratamento em caso de melhoria, mas recidiva dos sintomas após a interrupção.[100,101]
- Se os sintomas não melhorarem suficientemente, pode ser adicionada gabapentina ou psicoterapia, uma vez que ambas demonstraram atuar em sinergia com o ALA. [101]

Etapa 5: Medicamentos tópicos orais sujeitos a receita médica

- Ensaio de gluconato de clorexidina diário.
-Aumentar o fluxo salivar com saliva artificial de venda livre (pastilhas, enxaguamentos, sprays e compressas) e sialogogos (pastilhas sem açúcar, agonistas muscarínicos).[94]

Passo 6: Tratamentos neuropáticos

- O clonazepam pode ser utilizado por via tópica, utilizando comprimidos de 1 mg administrados por via intra-oral perto dos locais de dor durante 3 minutos sem engolir, seguidos de expetoração, três vezes por dia.

- A gabapentina também pode ser considerada, começando com 300mg/dia, com titulação gradual até 2400mg/dia, se necessário.

- Considerar consulta de neurologia para utilização e titulação a longo prazo devido a potenciais efeitos neurológicos adversos com utilização prolongada.[102]

Etapa 7: Consulta e tratamento psiquiátrico

- Os doentes não estão normalmente inclinados a procurar uma consulta de psiquiatria. Esta pode ser oferecida de novo nesta altura, se os tratamentos falharem várias vezes.

- Considerar a psicoterapia.[94,103]

Passo 8: Clonazepam sistémico

- Clonazepam experimental 0,5 mg por dia durante 9 semanas.
- Considerar uma consulta de psiquiatria em caso de utilização prolongada.[104]

Etapa 9: Tratamento da BMS refractária

- Considerar modalidades menos estudadas e equívocas, como o cloridrato de benzidamina por via oral, o sucralfato por via oral, a capsaicina tópica, a suplementação com ervas de catuama, a acupunctura ou o azeite enriquecido com licopeno.[105]

10. LÍQUEN PLANO ORAL

10.1 Introdução :

O líquen plano é uma doença mucocutânea de etiologia desconhecida. O termo líquen refere-se a uma espécie de planta que cresce nas árvores e que é formada por uma combinação mutualista de algas e fungos. O termo "líquen plano da borracha" é utilizado ainda hoje como sinónimo de líquen plano na literatura europeia. Esta doença foi descrita pela primeira vez em 1869 por Erasmus Wilson como líquen plano, uma erupção de borbulhas notáveis pela sua cor, pela sua figura, pela sua estrutura e pelos seus hábitos de desenvolvimento isolado e agregado, pelo seu carácter local e crónico e pelas manchas melásmicas que deixam atrás de si quando desaparecem.[106] O líquen plano é uma doença relativamente comum, estimando-se que afecte 0,5% a 2,0% da população em geral. É uma doença inflamatória crónica que afecta os tecidos mucosos e cutâneos. O líquen plano oral (LPO) ocorre mais frequentemente do que a forma cutânea e tende a ser mais persistente e mais resistente ao tratamento O líquen plano oral é uma doença crónica que pode persistir em alguns doentes durante muito tempo. Em contraste com o líquen plano cutâneo, a forma oral pode persistir até 25 anos. As lesões orais podem coexistir com lesões das membranas mucosas genitais ou com lesões de líquen plano cutâneo. Afecta mais frequentemente as mulheres do que os homens, numa proporção de 2:3. O líquen plano oral é uma doença da idade adulta e as crianças raramente são afectadas. Audry foi o primeiro a referir que a lesão oral podia ocorrer na ausência de lesão dérmica.[107] Lieberthal D descreveu pela primeira vez a manifestação oral do líquen plano na literatura americana. Em 1895, Wickham descreveu os achados físicos que receberam o seu nome. Darier, em 1909, descreveu as caraterísticas histológicas do líquen plano. Poor V, em 1905, descreveu pela primeira vez a ocorrência de lesões vesiculares ou bolhosas no líquen plano oral e descreveu-as como bolhas subepiteliais com exsudação dos vasos sanguíneos circundantes.[13]

10.2 Epidemiologia :

Singh OP & kanwar AJ efectuaram um estudo analítico de 441 doentes com líquen plano na Índia e concluíram que a ocorrência era de 7,6% das doenças observadas na sua instituição. A proporção entre os sexos foi de 3:2 entre homens e mulheres. A maioria dos doentes com a doença encontrava-se na terceira década de vida. Axell T et al, em 1976, realizaram um inquérito epidemiológico numa população geral de 30.118 pessoas na Suécia. Foi registada a prevalência de cerca de lesões orais, entre as quais o líquen plano era de 1,85%. A prevalência do LPO na população em geral varia entre 0,5% numa população japonesa selecionada, 1,9% na população sueca e 2,6% na população indiana. Trata-se de uma doença das mucosas relativamente pouco frequente na Malásia, que afecta 0,38% da população.[13,107] O líquen plano é uma doença mucocutânea comum que afecta 1% a 2% da população em geral. Quarenta por cento das lesões ocorrem tanto na superfície oral como na cutânea. 35% ocorrem apenas na pele e 25% apenas na mucosa. O líquen plano oral ocorre em homens e mulheres, geralmente entre os 30 e os 70 anos de idade. A prevalência do líquen plano nos indianos situa-se entre 0,1% e 1%. A remissão espontânea do líquen plano cutâneo após 1 ano ocorre em cerca de 70% dos doentes. A forma reticular tem o melhor prognóstico. A duração média relatada do LPO é de 5 anos, mas a forma erosiva pode persistir por até 15 a 20 anos (13,106).

10.3 Etiologia e patogénese :

Embora a etiologia não tenha sido totalmente elucidada, foi sugerida uma degeneração imunologicamente induzida da camada de células basais da mucosa oral. No passado, a especulação sobre a etiologia abrangia um vasto leque de possibilidades, incluindo traumatismos, bactérias específicas, sífilis, parasitas, vírus, micóticos, alergias, toxicidade e distúrbios neurogénicos, hereditários e psicossomáticos. As células basais são o principal alvo de destruição no líquen plano oral.

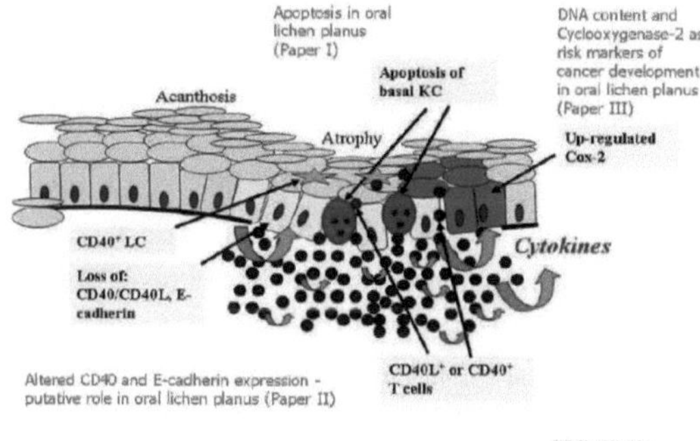

Figura 10.1: Patogénese do líquen plano.

O mecanismo de lesão das células basais está relacionado com um processo imunitário mediado por células que envolve as células de Langerhans, os linfócitos T e os macrófagos. As células de Langerhans e os macrófagos no epitélio são os produtores de antigénio que fornecem a informação antigénica aos linfócitos T.[Figura 10.1][108] Estudos histoquímicos identificaram uma origem de células T com subconjuntos CD4 e CD8 no líquen plano oral. Existem menos células CD4 auxiliares/indutoras do que células CD8, e as células CD8 são aquelas que estão associadas à camada basal. As células CD4 actuam como células auxiliares e as células T citotóxicas CD8 destruidoras danificam a camada basal. Após uma fase de proliferação, os linfócitos T8 tornam-se citotóxicos para os queratinócitos basais.[109]

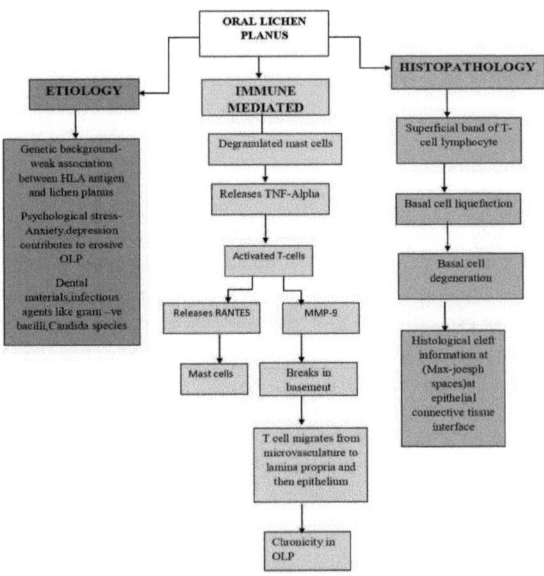

Figura 10.2: Etiopatogénese do líquen plano oral.

O papel das células de Langerhans consiste em contactar e reconhecer o antigénio e, em seguida, processar e apresentar fragmentos antigénicos adequados (epítopos), juntamente com o complexo principal de histocompatibilidade de classe II, às células CD4, depois de os linfócitos T terem sido atraídos pela interleucina-1. A interleucina-1 é a linfocina das células de Langerhans e dos macrófagos e estimula os linfócitos T a produzirem interleucina-2, que causa a proliferação das células T.[(110)] Os linfócitos activados são citotóxicos para as células basais e segregam interferão-gama, que induz os queratinócitos a expressarem os antigénios de histocompatibilidade de classe II HLA-DR e aumenta a sua taxa de diferenciação. Isto resulta num espessamento da superfície, que é visto clinicamente como uma lesão branca. As células de Langerhans e os macrófagos transferem a informação antigénica quando existe uma expressão mútua do antigénio HLA-DR.[(111)]

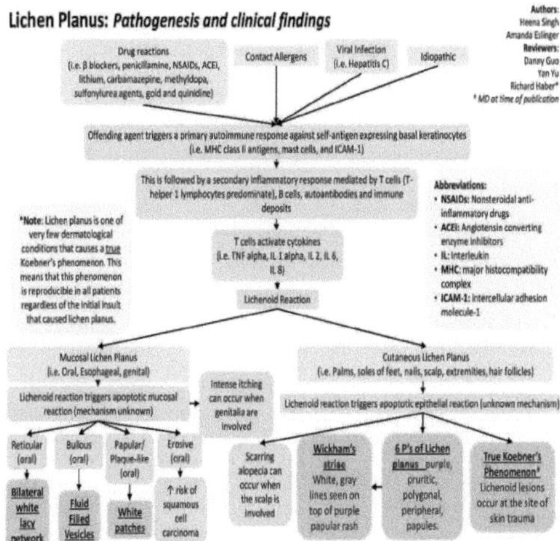

Figura 10.3: Líquen plano: Patogénese e achados clínicos

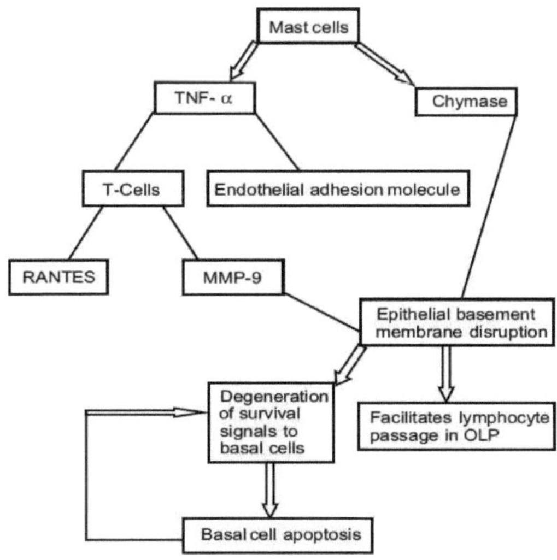

Figura 10.4: Papel dos mastócitos na patogénese do líquen plano oral.

Existem muitos mecanismos específicos dos antigénios que podem estar envolvidos na patogénese do LPO, incluindo a apresentação de antigénios restrita a MHC de classe I e MHC de classe II pelos queratinócitos lesionais, a ativação de células T auxiliares CD4+ específicas dos antigénios e de células T citotóxicas CD8+, a expansão clonal de células T específicas dos antigénios e a apoptose dos queratinócitos desencadeada por células T citotóxicas CD8+ específicas dos antigénios. Para além disso, existem muitos mecanismos não específicos que podem estar envolvidos na patogénese do LPO.[112] Durante esta excreção mútua entre queratinócitos e linfócitos que normalmente expressam antigénios HLA-DR, os linfócitos podem entrar em contacto com as células epiteliais e obter a informação antigénica epitelial inadequada através da ligação HLA-DR. Por conseguinte, os antigénios próprios podem ser reconhecidos como estranhos e provocar uma resposta autoimune. Regazi (2008) referiu que, embora a causa do líquen plano seja desconhecida, é geralmente considerado um processo imunologicamente mediado que, microscopicamente, se assemelha a uma reação de hipersensibilidade. É caracterizado por um intenso infiltrado de células T (células CD4 e especialmente CD8) localizado na interface epitélio-tecido conjuntivo.[113]

Outras células reguladoras do sistema imunitário (macrófagos, fator XIIIa positivo, dendrócitos, células de Langerhans) são observadas em maior número no tecido do líquen plano. O mecanismo da doença parece envolver várias etapas que podem ser descritas da seguinte forma:

- Um fator/evento iniciador,
- Libertação focal de citocinas reguladoras,
- Regulação positiva das moléculas de adesão vascular,
- Recrutamento e retenção de linfócitos T, e citotoxicidade dos queratinócitos basais mediada pelos linfócitos T.

O fator que inicia o líquen plano é desconhecido. É evidente, no entanto, que o recrutamento e a retenção de linfócitos é um processo necessário. Com base no que se sabe sobre a cinética dos leucócitos nos tecidos, a atração de linfócitos para um determinado local exigiria uma regulação positiva mediada por citocinas das moléculas de adesão nas células endoteliais e a expressão concomitante de moléculas receptoras pelos linfócitos circulantes. No líquen plano oral existe, de facto, uma expressão aumentada de várias moléculas de adesão vascular (conhecidas pelos acrónimos ELAM-1, ICAM-1, VCAM-1) e linfócitos infiltrantes que expressam receptores recíprocos (conhecidos como L-selectina, LFA-1 e VLA4), apoiando a hipótese de que existe uma ativação de um mecanismo de homing de linfócitos no líquen plano. Algumas das citocinas que se acredita serem responsáveis pelo aumento das moléculas de adesão são o fator de necrose tumoral (TNF-á), a interleucina-1 e o interferão-ã. Pensa-se que a fonte destas citocinas provém dos macrófagos residentes, dos dendrócitos positivos para o fator XIIIa, das células de Langerhans e dos próprios linfócitos.[112,113]

Os queratinócitos sobrejacentes no líquen plano têm um papel significativo na patogénese da doença. Eles podem ser outra fonte de citocinas quimioatrativas e pró-inflamatórias mencionadas anteriormente e, mais importante, parecem ser o alvo imunológico dos linfócitos recrutados. Este último papel parece ser reforçado pela expressão pelos queratinócitos da molécula de adesão ICAM-1, que seria atractiva para os linfócitos com as moléculas receptoras correspondentes (LFA-1). Uma comparação imunológica recente de duas variantes de OLP sugeriu que poderiam estar envolvidos mecanismos imunopatogénicos diferentes.[110]

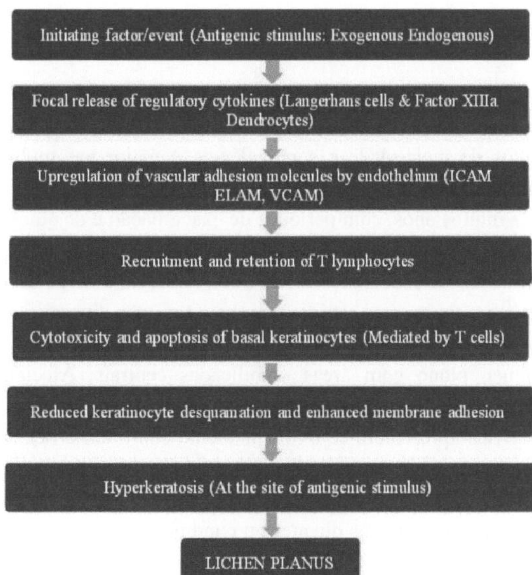

Figura. 10.5 Mecanismo patológico do líquen plano

Isto poderia estabelecer uma relação favorável entre as células T e os queratinócitos para a citotoxicidade. As células T parecem mediar a morte celular basal através do desencadeamento da apoptose. A diabetes mellitus e a hipertensão foram descritas quando associadas ao líquen plano oral como "síndroma de Grinspan". Além disso, pode ser observado em vários membros de uma família, mas isto não sugere que o líquen plano oral seja uma doença hereditária.[113] Desconhece-se se o líquen plano representa um único processo patológico ou várias entidades intimamente relacionadas com apresentações clínicas semelhantes. Uma comparação imunológica recente de 2 variantes de líquen plano oral sugeriu que poderão estar envolvidos diferentes mecanismos imunopatogénicos

10.4 Variantes clínicas do líquen plano oral :

Tabela 10.1: Variantes clínicas do líquen plano oral Burket's Oral Medicina, Diagnóstico e Tratamento. 9th ed. Philadelphia: JB Lippincott company; 1994: 311-13.(79)
Queratósico1. Reticular Papular Anular Linear Floral Tipo placa
2) Erosivo / Ulcerado
3) Eritematoso / Atrófico
4) Bolhoso

10.4.1. Líquen plano oral :

O líquen plano tem uma vasta gama de aspectos clínicos, com 3 apresentações clínicas distintas mais frequentemente observadas: reticular, erosiva e em placa. O líquen plano afecta principalmente adultos de meia-idade e a prevalência é maior nas mulheres. Os sintomas variam entre sensibilidade da mucosa e dor contínua e debilitante. As lesões persistem normalmente durante muitos anos, com períodos de exacerbação e de quiescência. Durante os períodos de exacerbação, verifica-se um aumento dos eritemas ou da ulceração com aumento da dor e da sensibilidade. As exacerbações são observadas durante períodos de ansiedade e stress.(79,112) As lesões apresentam estrias brancas, que são linhas finas esbranquiçadas ligeiramente elevadas, denominadas estrias de Wickham (renda de Honiton), que são caraterísticas do líquen plano com áreas umbilicadas centrais. Afectam normalmente a mucosa bucal, os bordos ventral e lateral da língua e também a gengiva e o pavimento da boca. As lesões gengivais apresentam-se frequentemente como um eritema vermelho ardente que afecta toda a largura da gengiva, denominado "gengivite descamativa", que se pensava ser causada por alterações pós-menopáusicas nas mulheres. Está associada a uma intensa sensibilidade das gengivas a alimentos quentes ou condimentados ou à escovagem dos dentes com uma intensa sensação de ardor e dor que persiste durante mais de 3 meses, interferindo com a manutenção da higiene oral.(79)

10.4.2. OLP reticular :

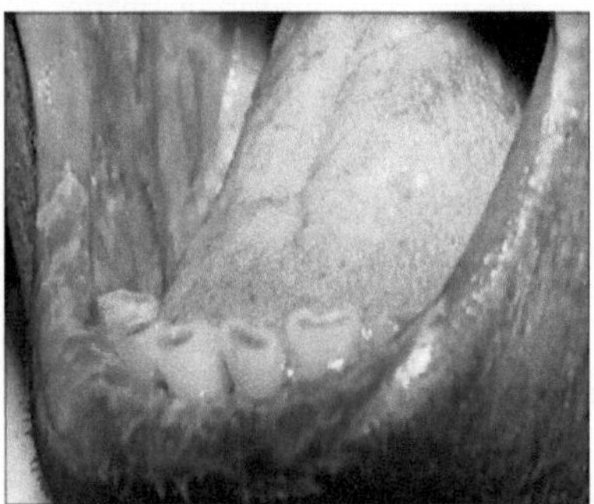

Figura 10.6. Líquen plano reticular

A forma reticular é o tipo mais comum de OLP. Apresenta-se como linhas queratóticas brancas entrelaçadas (conhecidas como estrias de Wickham) com um bordo eritematoso. As estrias estão tipicamente localizadas bilateralmente na mucosa bucal, na prega mucobucal, na gengiva e, menos frequentemente, na língua, no palato e nos lábios [Figura 10.6].(62,114)

10.4.3. Forma semelhante a uma placa :

Estas lesões semelhantes a placas podem variar em termos de apresentação, desde áreas lisas e planas a áreas irregulares e elevadas. Uma variante do LPO reticular é a forma em placa, que se assemelha clinicamente à leucoplasia, mas que tem uma distribuição multifocal. Estas lesões tipo placa podem variar em termos de apresentação, desde áreas lisas e planas a áreas irregulares e elevadas. Esta variante é comummente encontrada no dorso da língua [Figura 10.7] e na mucosa bucal. Podem ser mais pequenas e variar em tamanhos que vão de 0,5 a 2 mm. que clinicamente se assemelha à leucoplasia, mas que tem uma distribuição multifocal. Este tipo apresenta irregularidades homogéneas esbranquiçadas semelhantes às da leucoplasia.(114) A presença de estrias de Wickham na periferia pode ajudar a diferenciá-la da leucoplasia, sendo geralmente assintomática.(113)

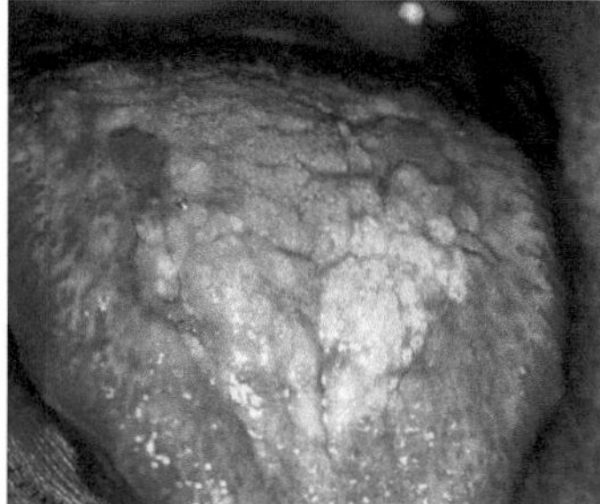

Figura 10.7. Forma em placa do líquen plano

10.4.6. OLP erosivo :

O LPO erosivo é o segundo tipo mais comum. Apresenta-se como uma mistura de áreas eritematosas e ulceradas rodeadas por estrias queratóticas finamente radiantes [Figura 10.8.]. Quando o LPO erosivo envolve o tecido gengival aderente, é designado por gengivite descamativa. As lesões do LPO erosivo migram ao longo do tempo e tendem a ser multifocais. Os doentes com esta forma de LPO apresentam frequentemente sintomas que vão desde a dor episódica ao desconforto grave que pode interferir com a função mastigatória normal.(114)

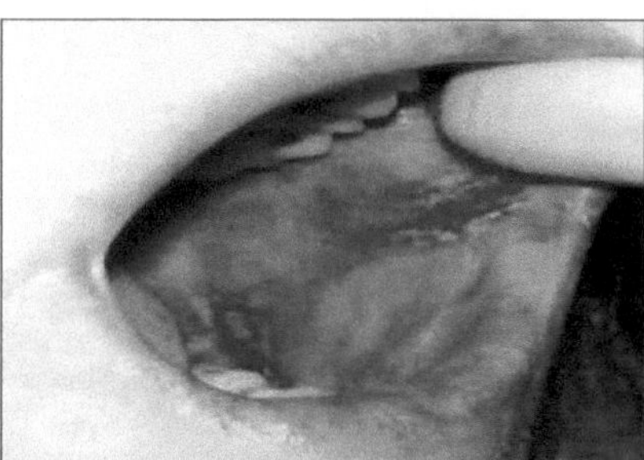

Figura 10.8. Líquen Plano Erosivo

O LPO atrófico (erosivo) apresenta-se como uma mistura de mucosa intensamente eritematosa com grandes ulcerações de forma irregular com pseudomembranas branco-amareladas. A junção da mucosa vermelha com a mucosa normal apresenta estrias brancas finas e ténues.(109)

10.4.5. Forma Papular :

Manifestam-se como pequenas áreas brancas elevadas de 1 a 2 mm de tamanho, normalmente na mucosa bucal e no dorso da língua.(114)

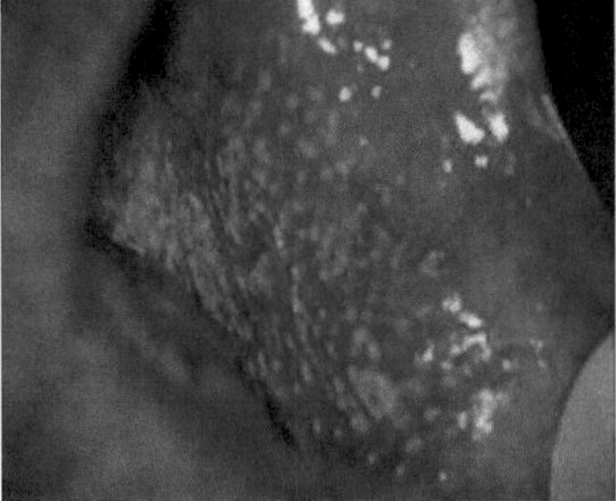

Figura 10.9. Forma papular do líquen plano.

10.4.6. Forma bolhosa :

Trata-se de uma forma rara de líquen plano, que se caracteriza por bolhas de grandes dimensões que variam entre 4 mm e 2 cm. Estas bolhas, tal como o phemphigus vulgaris, rompem-se imediatamente, deixando uma ulceração no leito da mucosa inflamada. As bolhas intra-orais estão presentes na mucosa bucal e nos bordos laterais da língua.(114) Apresentam uma superfície ulcerada dolorosa. Contém bolhas que normalmente se rompem, causando ulcerações. Pode ser positivo para o sinal de Nikolsky. Erosivo, atrófico e bolhoso são a "forma vermelha" do LPO e são dolorosos.(110)

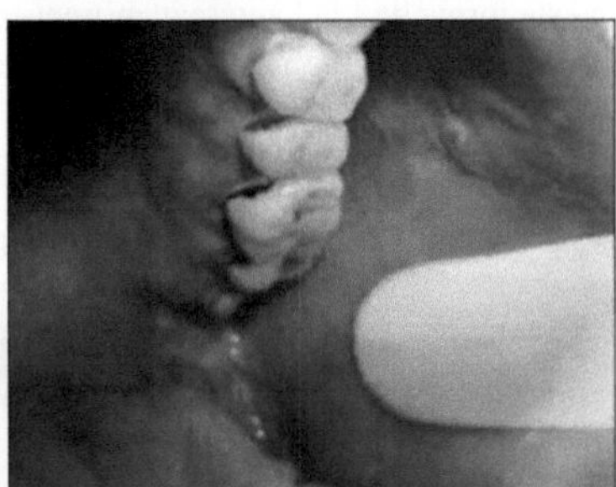

Figura 10. 10 Forma bolhosa

10.4.7. Forma ulcerosa :

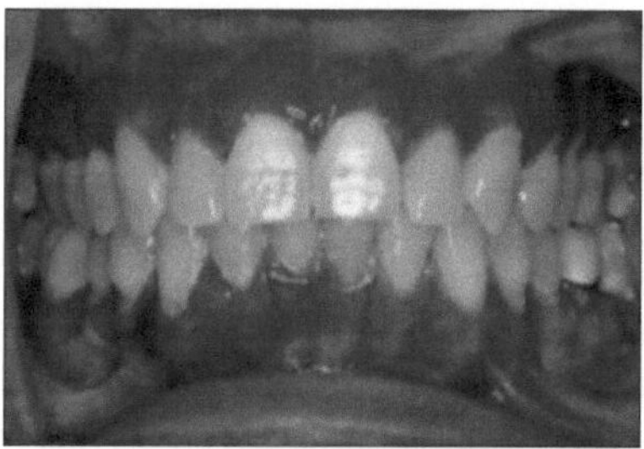

Figura 10.11 Forma ulcerativa

Úlceras francas com zonas de brancura. São consequências da forma bolhosa. O doente queixa-se de dor, que se agrava com comida picante ou alimentos ácidos.[114]

10.5 Aspectos gerais do líquen plano :

O líquen plano afecta principalmente adultos de meia-idade e a prevalência é maior nas mulheres. As crianças só raramente são afectadas. Os doentes com LPO podem ter lesões cutâneas coincidentes que surgem como pápulas e placas pequenas, angulares, de topo plano e violáceas. As lesões cutâneas clássicas da forma cutânea do líquen plano podem ser descritas como pápulas e placas arroxeadas, poligonais, planas e pruriginosas com uma umbilicação central. Podem ser discretas e coalescer gradualmente em grandes placas, cada uma coberta por escamas finas e brilhantes. As pápulas são nitidamente demarcadas da pele circundante.[107] No início da doença, aparecem vermelhas, assumindo rapidamente uma tonalidade púrpura avermelhada ou violácea. Estas lesões cutâneas envolvem normalmente as superfícies flexoras das pernas e dos braços, especialmente os pulsos, os antebraços, a face interna das coxas, o tronco, especialmente nas zonas sacrais. Nos casos crónicos, podem observar-se placas de hipertrofia nas zonas das canelas, que são bilateralmente simétricas, associadas a prurido intenso. Os leitos ungueais também podem ser afectados, com a consequente formação de sulcos, afinamento e hiperqueratose subungueal. Uma vez que 30% a 50% dos doentes com lesões orais também apresentam lesões cutâneas, a presença destas lesões cutâneas caraterísticas pode ajudar no diagnóstico de LPO.[62,111]

10.5.1. Transformação maligna do líquen plano:

É geralmente aceite que a transformação maligna na presença de LPO é mais provável de ser observada em lesões atróficas, erosivas e ulcerativas, o que postula que as lesões predispõem a mucosa a danos causados por agentes carcinogénicos. A mucosa torna-se mais sensível aos agentes mutagénicos exógenos do tabaco, do álcool, da noz de bétel e da Candida albicans. A resposta inflamatória crónica no LPO pode aumentar a probabilidade de mutações nos genes que formam o cancro. Esta última hipótese é apoiada pela ligação entre mediadores químicos da tumorigénese das células T. Estudos demonstraram que os macrófagos - fator inibidor da migração (MIF) libertado pelas células T e pelos macrófagos - suprimem a atividade transcricional da proteína supressora de tumores P53. A função normal da P53 é fundamental para a prevenção de muitos cancros. Assim, o bloqueio da função da p53 pelo MIF pode estar subjacente ao aumento do risco de cancro oral no LPO.[79]

10.5.2. Papel da Candida albicans no líquen plano :

Candida albicans, que é um habitante natural da mucosa oral, que frequentemente se desenvolve secundariamente à terapia tópica prolongada com esteróides. Pode ser outro fator extrínseco envolvido no desenvolvimento de malignidade. Foi colocada a hipótese de que catalisam a formação de agentes cancerígenos conhecidos como N-nitrosobenzilmetilamina. Outros debates giraram em torno da utilização de agentes imunomoduladores no tratamento do líquen plano como fator causal do desenvolvimento de neoplasias malignas, uma vez que deprimem a imunidade local mediada por células. Displasia epitelial (displasia liquenoide) que progrediu subsequentemente para carcinoma de células escamosas em cerca de 0,2% dos doentes com líquen plano.[109,113]

10.6 Caraterísticas histopatológicas :

As caraterísticas histopatológicas clássicas do LPO incluem hiperqueratose com cristas de dentes de serra curtos e pontiagudos, espessamento da camada de células espinhosas que dão origem às estrias de Wickham clinicamente aparentes. Liquefação da camada de células basais acompanhada de apoptose dos queratinócitos, um infiltrado linfocítico denso em forma de banda na interface entre o epitélio e o tecido conjuntivo. Os corpos coloidais (corpos de Civatte), que representam queratinócitos em degenerescência, são frequentemente visíveis na metade inferior do epitélio superficial, dispersos pelo epitélio e pelo tecido conjuntivo superficial. São células epiteliais com citoplasma eosinofílico e núcleo picnótico. Estes corpos representam queratinócitos apoptóticos. No líquen plano erosivo, há adelgaçamento e ulceração do epitélio com perda completa da formação de cristas de rete e um denso infiltrado de células T que se estende até aos níveis médio e superior do epitélio, revelando o tecido conjuntivo subjacente.[113] A forma histológica da placa é semelhante à das estrias reticulares, sem áreas intermitentes de atrofia epitelial. A orto e a paraqueratose são observadas em combinação com a acantose. A membrana basal está espessada com uma banda de células T menos densa do que na forma reticular.[115] Por vezes, as caraterísticas histopatológicas são equívocas e o patologista oral que examina o tecido submetido pode recomendar a realização de uma segunda biopsia para obter tecido fresco para imunofluorescência. A estomatite ulcerosa crónica é uma doença descrita há relativamente pouco tempo11 que apresenta caraterísticas microscópicas semelhantes às do LPO, mas possui um padrão imunofluorescente caraterístico. É relatada como menos responsiva à terapia com corticosteróides do que o LPB.[79] A membrana mucosa apresentava uma inflamação crónica. O epitélio escamoso era altamente hiperplásico e hiperqueratinizado com displasia ligeira local. Observou-se degeneração hidrópica das células epiteliais basais, estrutura pouco clara da membrana basal e infiltração proeminente de linfócitos e plasmócitos subepiteliais em forma de banda, e as lesões não eram malignas.[62]

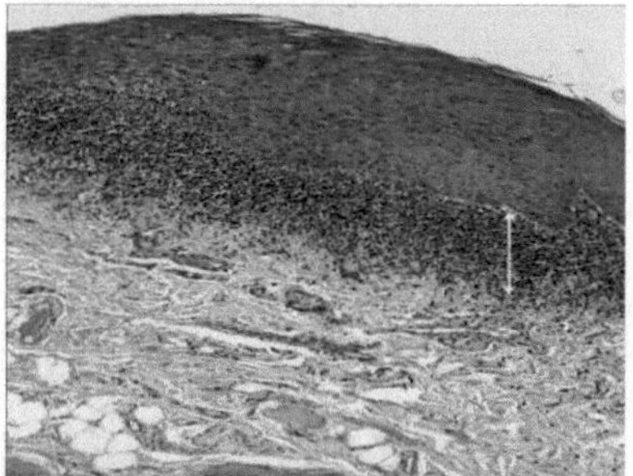

Figura 10.12: Epitélio escamoso estratificado paraqueratótico com banda justaepitelial de infiltrado inflamatório no líquen plano oral

10.7.1 Estudos de imunofluorescência :

A imunofluorescência direta do tecido lesional do OLP demonstra normalmente uma banda irregular de fibrinogénio ao longo da zona da membrana basal. Ocasionalmente, as amostras demonstram corpos citoides com coloração IgM na papila dérmica ou nas áreas peribasilares. Quando presentes em grande número ou em grupos, estes corpos citoides são altamente sugestivos de líquen plano. Os estudos de imunofluorescência direta mostram que estes corpos coram para as imunoglobulinas IgA, IgG e IgM.[(116)]

10.7.2. Estudos imunohistoquímicos :

A coloração imuno-histoquímica utilizando o anticorpo para a proteína S-100 indica um aumento das células de Langerhans nas camadas médias do epitélio. O padrão de imunofluorescência não é específico ou diagnóstico, uma vez que são observados padrões semelhantes no lúpus eritematoso e no eritema multiforme. O imunofenótipo das células linfóides no epitélio e na lâmina própria da mucosa oral foi examinado em doentes com líquen plano, leucoplasia não displásica, leucoplasia com líquen plano e outras lesões não relacionadas. Em todos os grupos, os linfócitos T eram predominantes; no entanto, o rácio de linfócitos T4/T8 era mais elevado no líquen plano do que nos outros grupos. [(116)]

10.8. Significado clínico do OLP :

O LPO é uma das condições mais comuns da mucosa que afecta a cavidade oral. Por conseguinte, os dentistas na prática clínica encontrarão regularmente pacientes com esta condição. Envolve o epitélio escamoso estratificado que foi descrito pela primeira vez por Erasmus Wilson em 1869. É caracterizada por 6Ps, ou seja, pápulas e placas planas (de topo plano), púrpuras, poligonais, pruriginosas. Representa provavelmente uma resposta imunológica mediada por células a uma alteração antigénica induzida na pele ou na mucosa. A doença parece ser mediada por um mecanismo específico do antigénio, activando células T citotóxicas, e por mecanismos não específicos, como a degranulação dos mastócitos e a ativação da metaloproteinase da matriz.[(114)] Uma vez que os doentes com as formas atrófica e erosiva do LPO apresentam normalmente um desconforto significativo, é importante conhecer os protocolos de tratamento disponíveis. A semelhança do LPO com várias outras condições vesículo-ulcerativas, algumas das quais podem levar a uma morbilidade significativa, torna essencial um diagnóstico exato. Por exemplo, o LPO e a doença do enxerto contra o hospedeiro (DEVH) podem ter apresentações histológicas e clínicas semelhantes. A DEVH é uma doença grave que ocorre em doentes transplantados de medula óssea quando as células transplantadas da medula reagem contra os tecidos do hospedeiro. A extensão do envolvimento oral é altamente preditiva da gravidade e do prognóstico da GVHD. O LPO erosivo e as reacções liquenóides a medicamentos podem ser indistinguíveis tanto do ponto de vista histológico como clínico.(117)

10.8.1. Medicamentos associados a reacções liquenóides das mucosas : (117,118)

Classe de medicamentos	
Antimaláricos	Hidrocloroquina Quinidina Quinino
Anti-esteróides não esteróides	Indometacina
inflamatório	
drogas	Naproxeno
	Fenilbutazona
Diuréticos	Furosemida Hidroclorotiazida
Anti-hipertensores	Inibidor da ECA: Captopril, Enalapril Beta-bloqueador: Propranolol
Antibióticos	Penicilina Sulfonamidas Tetraciclinas
Antifúngicos	Cetoconazol
Metais pesados	Bismuto Crómio Mercúrio Níquel
Diversos	Alopurinol -Carbamazepina -Lítio -Lorazepam -Metildopa Contraceptivos orais

Também é necessário distinguir as lesões erosivas ou reticulares isoladas das reacções liquenóides à amálgama dentária. As reacções liquenóides à amálgama não migram, ocorrem no tecido da mucosa em contacto direto com a restauração e desaparecem quando a restauração de amálgama é removida. Alguns estudos indicam um risco acrescido de carcinoma de células escamosas em doentes com lesões de OLP. Este risco acrescido parece ser mais comum nas formas erosivas e atróficas e nos casos de lesões do bordo lateral da língua. O risco de desenvolver carcinoma espinocelular em doentes com LPO é aproximadamente 10 vezes superior ao da população geral não afetada (Figura).[118]

10.9. Diagnóstico diferencial :

O diagnóstico de LPO pode ser feito com maior confiança quando estão presentes lesões cutâneas caraterísticas, exceto no que diz respeito ao aspeto patognomónico do LPO reticular (estrias brancas que ocorrem bilateralmente na mucosa bucal), na maioria dos casos é necessária a avaliação histopatológica do tecido lesional para obter um diagnóstico definitivo. Mesmo os casos clássicos de líquen plano podem merecer uma biopsia para estabelecer as caraterísticas histopatológicas de base.[62]

10.9.1 O diagnóstico diferencial do OLP erosivo inclui

- Carcinoma de células escamosas,
- Lúpus eritematoso discoide,
- Candidíase crónica,
- Penfigoide benigno da membrana mucosa,
- Pênfigo vulgar,
- Mastigação crónica das bochechas,
- Reação liquenoide à amálgama dentária ou a medicamentos,
- Doença do enxerto contra o hospedeiro (GVHD),
- Mucosite de hipersensibilidade e eritema multiforme.
- A forma em placa do LPO reticular pode assemelhar-se à leucoplasia oral.

10.10. Tratamento

Atualmente, não existe cura para o OLP. Nenhuma terapia para o LPO é completamente curativa; o objetivo do tratamento para os doentes sintomáticos é a paliação. O seguinte [Figura 2] protocolo sistemático simples ajudará a um tratamento eficaz.[119] Acredita-se que uma excelente higiene oral reduz a gravidade dos sintomas, mas pode ser difícil para os doentes atingirem níveis elevados de higiene durante os períodos de doença ativa. O tratamento tem como principal objetivo reduzir a duração e a gravidade dos surtos sintomáticos. As formas reticulares e em placa assintomáticas do LPO não requerem intervenção farmacológica. Antes de iniciar o tratamento, o diagnóstico deve ser confirmado histologicamente. É importante excluir a possibilidade de candidíase. Uma vez que muitas modalidades de tratamento podem agravar uma infeção por cândida já existente. Cerca de 2% dos doentes desenvolvem carcinoma de células escamosas.[120] Os corticosteróides têm sido a base do tratamento do LPO; no entanto, outras modalidades como os inibidores da calcineurina, os retinóides, a dapsona, a hidroxicloroquina, o micofenolato de mofetil e a enoxaparina contribuíram significativamente para o tratamento da doença. A análise dos dados actuais sobre a patogénese da doença sugere que o bloqueio da atividade de IL-12, IFN-y, TNF-a, RANTES ou MMP-9 ou a regulação positiva da atividade de TGF-B1 no LPO podem ter valor terapêutico no futuro.[121] A imunopatogénese da doença envolve, alegadamente, um mecanismo de resposta imune mediada por células que envolve a produção de células T, interleucinas e fator de necrose tumoral alfa (TNF-a), que é uma citocina pró-inflamatória associada ao desenvolvimento de EAR. Além disso, foram propostos mecanismos mediados por linfócitos, para além dos complexos imunes[119]

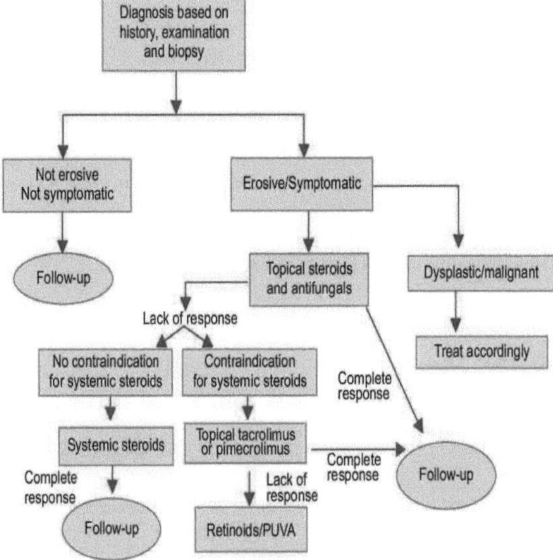

Figura 10.13. Protocolo/algoritmo para o tratamento do líquen plano oral

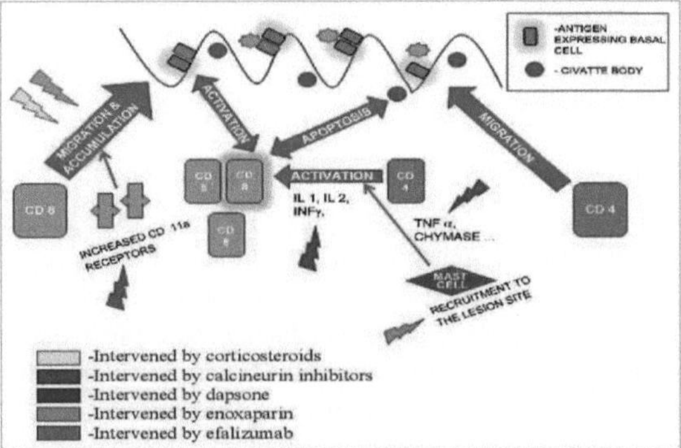

Figura 10.14. Locais de ação propostos com base nas propriedades dos medicamentos no líquen plano oral.

10.10.1 Corticosteróides:

O tratamento mais amplamente aceite para as lesões de OLP envolve corticosteróides tópicos ou sistémicos para modular a resposta imunitária do doente.(62)

a) Corticosteróides tópicos:

São a base do tratamento de lesões ligeiras a moderadamente sintomáticas. As opções (apresentadas em termos de potência decrescente) incluem gel de propionato de clobetasol a 0,05%, gel de valerato de betametasona a 0,1% ou 0,05%, gel de fluocinonida a 0,05%, pomada ou creme de butirato de clobetasol a 0,05% e pomada de acetonido de triamcinolona a 0,1%. Lozada (1980) a flucinonida 0,5% (corticosteróides fluorados) foi introduzida no tratamento de várias lesões vesiculoeosivas. Provou-se ser uma terapêutica padrão, de primeira linha, no tratamento do LPO (Plemons et al, 1990).(121) O clobetasol a 0,05% é um dos esteróides tópicos mais potentes, que é utilizado numa pasta de orabase três vezes por dia. Os doentes são instruídos a aplicar uma camada fina do corticosteroide tópico prescrito até 3 vezes por dia, após as refeições e ao deitar. aplicações de esteróides. Assim, podem ser utilizadas talas oclusivas para melhorar o tempo de contacto do agente tópico com a gengiva. Deve ser administrado clobetasol orabase a 0,05% com 1.000 UI de nistatina para prevenir infecções fúngicas.(122)

A escolha do veículo de administração depende da preferência do médico e do doente. Em geral, a aplicação oral é melhor efectuada com uma preparação em gel, se disponível. Nos doentes com lesões sintomáticas generalizadas, nos quais a aplicação direta da medicação tópica na mucosa seria demasiado desconfortável, as opções incluem acetonido de triancinolona aquoso a 1,0 mg/mL ou elixir de dexametasona a 0,1 mg/mL. Os doentes devem ser instruídos a gargarejar com 5 ml da solução durante 2 minutos após as refeições e à noite. Após o enxaguamento, a solução deve ser expectorada e nada deve ser tomado por via oral durante uma hora. Os métodos alternativos de administração incluem a utilização de tiras de tecido e tabuleiros personalizados que servem de reservatórios para o corticosteroide. A vantagem da aplicação tópica de esteróides é que os efeitos secundários são menores do que com a administração sistémica. Os efeitos adversos incluem candidíase, adelgaçamento da mucosa oral e desconforto aquando da aplicação. As formulações tópicas dos corticosteróides mais potentes podem causar supressão adrenal. Se utilizados em grandes quantidades durante períodos prolongados ou com pensos oclusivos. Deve ser utilizado o esteroide de menor potência que se revele eficaz. O fosfato dissódico de betametasona tópico causou supressão suprarrenal em oito de cada 10 doentes (Lehner e Lyne, 1969). O aerossol de valerato de betametasona sob a forma de Valisone também pode ser prejudicial ou mesmo fatal quando aplicado na mucosa oral (Beckman, 1981). Apesar dos resultados encorajadores obtidos com os esteróides tópicos, estes não aliviam a dor nem curam a ulceração em todos os doentes. Sem dúvida que a frequência de aplicação dificulta a adesão, uma vez que não são alcançados resultados óptimos a não ser que os doentes apliquem 5 a 10 vezes por dia (Silverman et al, 1991). Os idosos, que constituem a maior parte dos doentes, podem ter dificuldade em aplicar a medicação em todos os locais da cavidade oral. A agravar o problema de conseguir o contacto entre a medicação e as áreas afectadas está a dificuldade de aderência às membranas mucosas húmidas que se deslocam facilmente.(104)

b) **Injeção intralesional:**

Os corticosteróides tópicos têm um valor limitado em alguns casos de líquen plano oral. Nesses casos, pode ser adequado utilizar corticosteróides tópicos em combinação com preparações intralesionais. Estas são utilizadas para lesões recalcitrantes ou extensas e envolvem a injeção subcutânea de 0,2-0,4 ml de uma solução de acetonido de triamcinolona a 0 mg/mL. No entanto, os corticosteróides intralesionais têm algumas contra-indicações, incluindo atrofia do tecido e candidíase secundária após injecções frequentes. Pode não ser possível injetar quantidades suficientes nas lesões gengivais.(118)

c) **Terapia sistémica com esteróides :**

Deve ser reservado para os doentes em que as lesões de LPO são recalcitrantes ao tratamento com esteróides tópicos, uma vez que os intervalos de dosagem dos corticosteróides são amplos e as respostas dos doentes variáveis, tendo sido propostas várias opções de dosagem. As doses devem ser individualizadas de acordo com a gravidade das lesões e o peso do doente e devem ser modificadas com base na resposta do doente ao tratamento. Deve ser administrada numa dose de 1 mg/kg/dia. A prednisona deve ser tomada numa dose única matinal para reduzir o potencial de insónia e deve ser tomada com alimentos para evitar náuseas e ulceração péptica. Deve ser observada uma resposta significativa no prazo de uma a duas semanas. Quando os corticosteróides sistémicos são prescritos por períodos superiores a 2 semanas, a dose de esteróides deve ser gradualmente reduzida para evitar a precipitação de uma crise adrenal. A redução gradual pode ser efectuada diminuindo a dose diária de prednisona em 5 mg por semana.(104, 123). Os potenciais efeitos secundários da terapêutica com esteróides sistémicos a curto prazo são numerosos. Incluem insónia, diarreia, perturbações do sistema nervoso central, incluindo episódios psicóticos, retenção de sódio e de líquidos, fraqueza muscular, diminuição da resistência às infecções, hipertensão, hiperglicemia e supressão das glândulas supra-renais. A utilização de esteróides é contra-indicada em doentes que estejam a amamentar. Os esteróides devem ser utilizados com precaução em doentes com infecções herpéticas, glaucoma, gravidez, infeção por VIH, tuberculose, diabetes mellitus e hipertensão.(123)

10.10.2. Outras abordagens:

A aplicação tópica duas vezes por dia de pomada de tacrolimus a 0,1% foi recentemente relatada como sendo eficaz no controlo dos sintomas, bem como na limpeza das lesões do LPO. O tacrolimus é um imunossupressor macrólido com um mecanismo de ação semelhante a o da ciclosporina, mas é 10 a 100 vezes mais potente e tem maior capacidade de penetrar n a superfície da mucosa. É um imunomodulador, que inibe a ativação e a proliferação das células T. Está associada a carcinogenicidade, mutagenecidade e infertilidade.(104)

10.10.3. Retinóides :

Os retinóides foram utilizados pela primeira vez para o tratamento do líquen plano oral assintomático, branco e reticulado por Gunther. Schuppli relatou que o etretinato, que é um análogo da vitamina A, era mais eficaz no tratamento do líquen plano oral. Os retinóides tópicos são geralmente preferidos aos seus homólogos sistémicos, uma vez que estes últimos podem estar associados a efeitos adversos como a disfunção hepática e a teratogenicidade.(104,124)

10.10.4. Ciclosporina:

A utilização tópica de ciclosporina parece ser benéfica no tratamento de casos recalcitrantes de LPO. A ciclosporina é um imunossupressor e reduz a produção de linfocinas. A lesão da membrana basal no líquen plano oral resulta da produção de linfocinas, como o interferão gama, pelos linfócitos T activados. Este inibe a proliferação e a função dos linfócitos T. Esta molécula induz a expressão da molécula de adesão intracelular 1 e do antigénio HLA na superfície dos queratinócitos. A ciclosporina é utilizada em bochechos ou topicamente com bases adesivas no OLP. No entanto, a solução é proibitivamente cara e deve ser reservada para casos altamente recalcitrantes de LPO. A absorção sistémica é muito baixa. É conhecida por causar hiperplasia gengival relacionada com a dose, que diminui quando o medicamento é retirado. A sua principal reação adversa é a disfunção renal resultante de uma utilização prolongada, pelo que os doentes que tomam ciclosporina devem ser cuidadosamente monitorizados. O principal efeito secundário da terapêutica com ciclosporina foi relatado como sendo uma sensação transitória de ardor na superfície mucosa da lesão. A ciclosporina é dispendiosa, pelo que a sua utilização no tratamento do líquen plano oral pode ser limitada pelo seu custo.(124)

10.10.5. Griseofulvina:

A griseofulvina tem sido defendida para o tratamento de lesões erosivo-ulcerativas quando o tratamento com esteróides é contraindicado ou quando as lesões são resistentes aos esteróides. Aufdermorte et al. apoiaram a sua utilização, mas Bagan et al. referiram que não observaram qualquer melhoria no aspeto das lesões com a utilização de griseofulvina.(120)

10.10.6. Fenitoína :

É utilizada em casos refractários de OLP. A fenitoína é um medicamento anticonvulsivo que tem demonstrado promover a cicatrização de feridas e modular as funções imunológicas.(120)

10.10.7. Azatioprina :

É utilizado em casos refractários de OLP. Trata-se de um potente agente imunossupressor com efeitos adversos bem conhecidos, como a supressão da medula óssea. Para além disso, a utilização prolongada de medicação incorrecta pode aumentar o risco de malignidades internas. (120,121)

10.10.8. Luz ultravioleta :

Um dos tratamentos mais comuns para o líquen plano cutâneo, bem como para outras dermatoses, envolve a fotoquimioterapia com psoralenos e ultravioleta-A de onda longa (PUVA). Jansen et al (1987) modificaram uma unidade destinada a obturações de compósitos dentários fotopolimerizáveis para administrar UV-A na cavidade oral. Os doentes ingeriram psoralens, um fotossensibilizador, antes da irradiação, em intervalos de 2 a 3 dias. Num seguimento de 6 meses, cinco dos oito doentes apresentavam uma resolução completa ou acentuada da sua doença. Sabe-se que os doentes expostos ao PUVA têm um risco acrescido de desenvolver carcinomas de células escamosas (Forman et al, 1989). A eficácia do PUVA e dos raios UVA no tratamento do LPB apoia o papel do sistema imunitário na sua patogénese, mas este tratamento deve ser considerado experimental. Outras modalidades de tratamento são a utilização de dapsona, levamisole e talidomida.(120)

10.10.9. Tratamento cirúrgico do líquen plano oral:

A criocirurgia e a ablação por laser de dióxido de carbono têm sido sugeridas para o tratamento cirúrgico do líquen plano oral. Trata-se de uma alternativa à cirurgia com bisturi, em que a reepitelização ocorre em 4 a 6 semanas. O período pós-cirúrgico é de dor mínima e a cicatrização ocorre sem contracções. No entanto, por se tratar de uma condição inflamatória que pode reincidir, a excisão não deve ser utilizada como estratégia terapêutica primária. Para além disso, a intervenção cirúrgica é mais adequada para lesões do tipo placa, uma vez que o epitélio de superfície danificado pode ser facilmente removido. A cirurgia, por outro lado, é suscetível de ter um papel limitado no tratamento do líquen plano oral, uma vez que o tecido é danificado e a lesão não pode ser totalmente avaliada histologicamente.(114)

10.11. Eliminação dos factores de agravamento :

10.11.1. Hábitos orais :

Sabe-se que o líquen plano está associado ao "fenómeno de Kobners": danos ou traumas na pele clinicamente normal em doentes com líquen plano resultam no desenvolvimento de novas lesões. Estes fenómenos podem explicar a frequência das erosões do líquen plano na mucosa bucal e na língua, que são propensas a traumatismos. Os irritantes locais têm de ser removidos. O fumo do cigarro também pode atuar como um irritante. A prevalência de LPO é mais elevada em indivíduos que mascam tabaco ou bétel (Pindborg et al, 1972: Daftary et al 1980).(122)

10.11.2. Placa :

Pode certamente induzir lesões através de fenómenos de Kobners, especialmente com líquen plano gengival. Deve-se ter cuidado com o tratamento periodontal agressivo e com a cirurgia que pode resultar no agravamento do líquen plano, presumivelmente por fenómenos de Kobners.(122)

10.11.3. Dieta :

Com ulcerações orais generalizadas, a alimentação é frequentemente comprometida devido à dor e ao desconforto. Uma cicatrização deficiente e retardada da ferida pode resultar de um estado nutricional inadequado, especialmente em doentes idosos. A correção de níveis baixos de vitamina Bl e B6 resultou numa melhoria clínica e subjectiva na maioria dos doentes tratados (Jolly e Nobile, 1977).(104)

10.11.4. Materiais de restauração :

Há relatos de que a mucosite de contacto com o mercúrio e outros materiais dentários restauradores pode ser significativa na etiologia do LPO. Frykholm et al, em 1969, sugeriram que a mucosite de contacto com o cobre em ligas dentárias é uma causa de LPO. Os efeitos electro-galvânicos dos metais também têm sido implicados (Banoczy et al, 1979: Holland, 1980). Até mesmo restaurações de ouro foram sugeridas, embora nunca tenham sido comprovadas (Conklin e Blasber, 1987). As restaurações de compósito podem causar reacções liquenóides (Land, 1988).[104,121]

10.11.5. Cândida :

Ao tratar o LPB, o papel da Candida deve ser sempre avaliado cuidadosamente. Krogh et al (1987) demonstraram que a Candida albicans era a espécie dominante isolada do LPO, embora também se encontrassem Saccharomyces cerevisiae e C. pintolopesii. A maior taxa de Candida pode indicar um possível comprometimento da imunidade celular em pacientes com líquen plano oral. O benefício da terapia antifúngica no tratamento do LPB foi aceite pela maioria dos autores. O cetoconazol sistémico 200 mg durante 2 a 3 semanas no início da terapêutica aumentará os efeitos da maioria das terapêuticas utilizadas. A terapia antifúngica tópica apresenta resultados igualmente bons. (Silverman et al, 1991).[124]

11. ESTOMATITE AFTOSA RECORRENTE

A estomatite aftosa recorrente (EAR), vulgarmente designada por "aftas", é uma condição oral desconcertante caracterizada pelo desenvolvimento recorrente de úlceras aftosas dolorosas em membranas mucosas orais não queratinizadas [Figura 11.1]. Esta condição representa um desafio significativo para os doentes e profissionais de saúde devido à sua etiologia incerta. Os doentes referem frequentemente uma história familiar de EAR, o que sugere uma predisposição genética. Factores como o trauma local, o stress, a cessação do tabagismo, a anemia e a deficiência hematínica também têm sido associados à ocorrência de EAR. Condições gastrointestinais como a doença de Crohn, colite ulcerativa e doenças de má absorção, incluindo a doença celíaca, estão associadas ao desenvolvimento de úlceras aftosas orais. A EAR é uma possível manifestação clínica de doenças mais graves, como a doença de Behçet ou a infeção pelo VIH, o que torna crítico o diagnóstico e a gestão precoces.[126]

Sinónimos:

- Estomatite aftosa recorrente
- Feridas de cancro
- Recidiva da periadenite mucosa necrótica
- Úlcera de Mikulicz
- Doença de Suttons

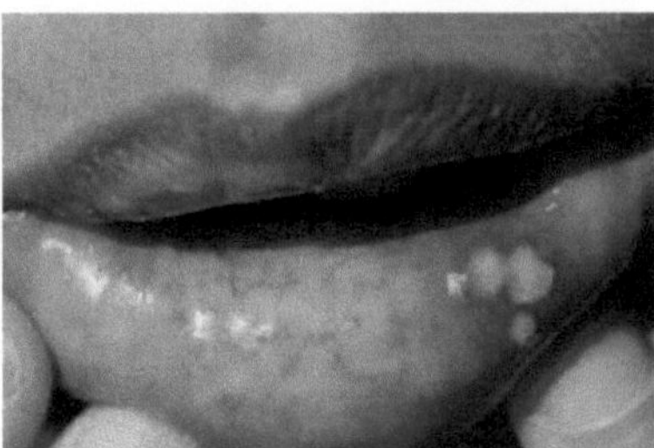

Figura 11.1 Estomatite aftosa recorrente.

A estomatite aftosa recorrente (EAR, afta, aftas) é caracterizada pela ulceração recorrente da mucosa oral. Enquanto os doentes com EAR não apresentam outras anomalias clínicas, as pessoas com doença de Bachets podem também desenvolver um vasto espetro de problemas genitais, oculares, cutâneos, neurológicos e vasculares. As úlceras aftosas são uma doença comum e dolorosa da mucosa oral que afecta 20% da população em geral. Tem sido encontrada uma maior prevalência nos grupos socioeconómicos mais elevados, no sexo feminino e em indivíduos com "stress", como os estudantes na altura dos exames. A lesão aftosa apresenta-se como uma "úlcera oral" ovalada, branca ou amarela, com um bordo vermelho inflamado que afecta a mucosa não queratinizada.[13]

11.1 Epidemiologia:

O aparecimento da EAR parece ter um pico entre os 10 e os 19 anos de idade antes de se tornar menos frequente com o avançar da idade e não parece depender da geografia, idade, sexo ou raça. A EAR é observada em todo o mundo e pode afetar até 25% da população, mas pode ser três vezes mais comum nos brancos dos EUA do que nos afro-americanos.[79]

11.2 Manifestações clínicas

A RAS consiste em episódios recorrentes de uma ou várias úlceras arredondadas, pouco profundas e dolorosas, com intervalos de alguns meses a alguns dias, em pessoas que, de resto, estão bem. Os doentes com EAR apresentam normalmente ardor prodrómico que dura entre 2 a 48 horas antes do aparecimento da úlcera. As úlceras são redondas, simétricas, pouco profundas e com margens eritematosas bem definidas, cobertas por uma pseudomembrana fibrinosa cinzento-amarelada. São dolorosas quando infectadas secundariamente, o que interfere com o processo de alimentação, que está associado a ardor quando se consomem alimentos picantes. Tal como as úlceras virais, as úlceras RAS não apresentam marcas de tecido, como acontece nas úlceras irregulares, como o eritema multiforme, o fênfigo e o penfigoide. São muito frequentes na mucosa não queratinizada e duram 10-14 dias sem formação de cicatriz.[13,79]

Está a ser classificada em 4 tipos:

- Apthous minor
- Apthous major (doença de Suttons, mucosa periadentária necrótica recorrente)
- Úlceras herpetiformes
- Úlceras recorrentes associadas à síndrome de behcets

11.2.A. Úlceras aftosas menores :

As úlceras aftosas menores são o tipo mais comum de EAR, afectando cerca de 80% dos doentes com EAR. Recorrem em intervalos de 1 a 4 meses. As lesões são pequenas (geralmente com menos de 5 mm de diâmetro), ovais ou redondas, e aparecem como um grupo de 1 a 6 úlceras de cada vez.[4] As lesões são rodeadas por um halo eritematoso e cobertas por uma pseudomembrana branco-acinzentada.[29] As aftas menores (também chamadas aftas de Mikulicz ou úlceras aftosas ligeiras) representam 75 a 85% de todos os casos de EAR. As aftas menores podem envolver toda a mucosa não queratinizada da cavidade oral (normalmente a mucosa labial e bucal, o pavimento da boca e a superfície ventral ou lateral da língua), são mais pequenas do que 8-10 mm e tendem a cicatrizar dentro de 10 a 14 dias sem deixar cicatrizes. As aftas menores cicatrizam mais lentamente do que outras feridas orais; um infiltrado linfocítico intenso pode desempenhar um papel neste facto.[3] A EAR menor desenvolve-se principalmente na mucosa não queratinizada, especialmente na mucosa bucal e labial [Figura 11.2] e no pavimento da boca, e cicatriza em duas semanas sem cicatrizes. O desconforto oral pode preceder as lesões aftosas.[13]

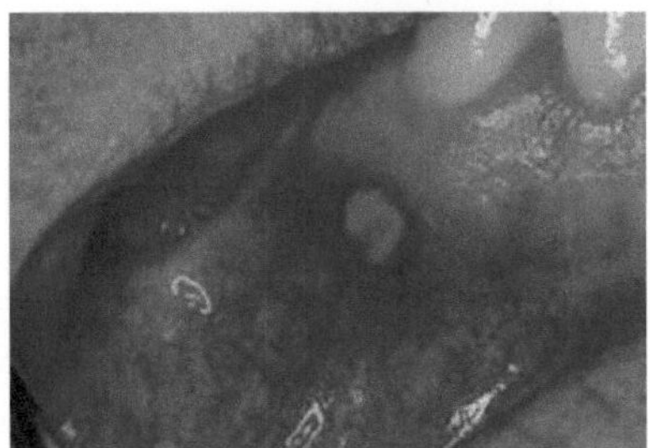

Figura 11.2 Úlcera aftosa menor

11.2.B Úlceras aftosas graves :

As úlceras aftosas major (também conhecidas como periadenite mucosa necrótica recorrente) são uma forma mais grave da doença e são observadas em 10% dos doentes com EAR. As úlceras são maiores (>10 mm), duram 5 a 10 semanas e normalmente deixam cicatrizes. Qualquer área da boca pode ser afetada, incluindo a orofaringe.(127)

A afta major (por vezes referida como periadenite mucosa necrótica recorrente ou doença de Sutton) tende a envolver a mucosa que cobre as glândulas salivares menores. Aproximadamente 10 a 15 por cento dos casos de RAS são graves. Normalmente surgem após a puberdade, são redondas ou ovóides com margens claramente definidas [Figura 11.3]. Os sintomas prodrómicos são mais intensos do que os das aftas menores, e as úlceras são geralmente mais profundas e maiores e duram significativamente mais tempo do que as aftas menores. Têm um rebordo irregular e elevado e excedem 1 centímetro de diâmetro, são dolorosas e tendem a aparecer nos lábios, no palato mole e na garganta, podem durar semanas ou meses e deixam frequentemente uma cicatriz após a cicatrização. Por vezes, pode ocorrer febre, disfasia e mal-estar no início do processo da doença.(20)

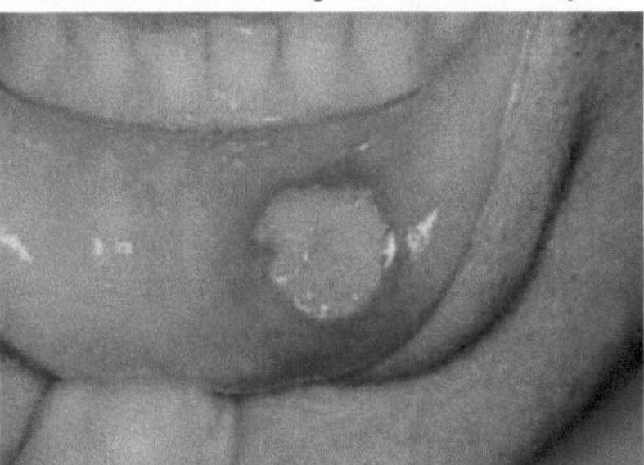

Figura 11.3 Úlcera de Apthous Major

As úlceras aftosas major são o tipo mais frequente de EAR em doentes com SIDA, existindo uma relação acrescida entre estas lesões e as doenças gastrointestinais e hematológicas. Normalmente não seguem um padrão cíclico.(128)

11.2.C Úlceras herpetiformes :

A ulceração herpetiforme é o tipo menos comum de EAR; desenvolve-se em cerca de 1% a 10% dos doentes com EAR. O nome deriva da semelhança com a estomatite herpética primária; não existe qualquer relação com o vírus do herpes. As úlceras herpetiformes têm uma predisposição para as mulheres mais velhas.[(13)]

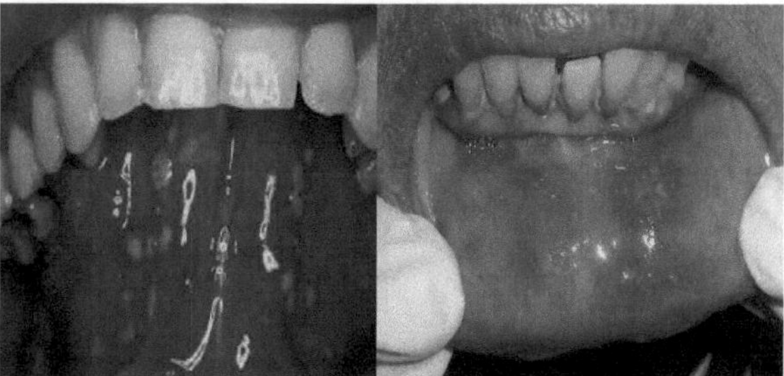

Figura 11.4 Úlceras herpetiformes (A, B)

As lesões apresentam-se como úlceras dolorosas, pequenas e numerosas. Podem surgir em número de até 100 úlceras em simultâneo, medindo 2 a 3 mm de diâmetro e durando uma a duas semanas. Os locais mais frequentes são o soalho da boca e a língua (ponta e margens laterais) [Figura 11.4 A-B]. Podem aparecer na mucosa queratinizada ou não queratinizada. As pequenas úlceras podem, por vezes, fundir-se numa úlcera grande e irregular, cicatrizando. Constituindo apenas 5 a 10 por cento de todos os casos de EAR, as úlceras herpetiformes são raras. São observadas múltiplas (5 a 100) culturas de 1 a 3 mm de úlceras pequenas, arredondadas-e dolorosas, semelhantes a úlceras de herpes simplex, em qualquer parte da mucosa. Tendem a fundir-se e a produzir úlceras muito maiores que duram 10 a 14 dias. Estas úlceras tendem a aparecer nas mulheres e geralmente têm um início mais tardio do que os outros tipos de EAR.[(129)]

11.3 Classificação

Atualmente, a classificação das lesões aftosas baseia-se na sua gravidade e está associada a factores sistémicos.

11.3.A. Aftose simples: é descrita quando as recorrências de úlceras são poucas e não estão associadas a factores sistémicos e ocorrem apenas 2 a 4 vezes por ano.

11.3.B. A aftose complexa é uma doença na qual os doentes desenvolvem úlceras aftosas orais e genitais recorrentes ou quando existe uma atividade contínua da doença com novas lesões que se desenvolvem à medida que as lesões mais antigas cicatrizam, ou quando as úlceras estão associadas a doenças sistémicas.[(128)]

11.4. Etiologia e patogénese:

A causa da EAR ainda é desconhecida. As alterações histopatológicas na fase pré-ulcerosa incluem a infiltração do epitélio por células mononucleares (linfocíticas). Desenvolve-se edema, seguido de vacuolização dos queratinócitos e vasculite localizada causando inchaço localizado que ulcera e é infiltrado por neutrófilos, linfócitos e plasmócitos antes de haver cicatrização e regeneração do epitélio. O TNF-a é uma citocina inflamatória importante que tem um efeito quimiotático sobre os neutrófilos, conduzindo assim a uma inflamação aguda e à expressão dos complexos principais de histocompatibilidade (MHC). Isto resulta na seleção de células epiteliais para serem atacadas por células T citotóxicas (CD8+).[20,129] Outras citocinas que podem estar implicadas incluem a interleucina-2, a IL-10 ou as interleucinas IL-1 beta e IL-6. Os linfócitos T gama delta podem ter um papel na reação citotóxica mediada por células dependentes de anticorpos contra o epitélio da mucosa oral.[130]

11.4.A. Papel da proteína de choque térmico:

Sugeriu-se que as reacções imunológicas às proteínas de choque térmico são importantes, uma vez que os doentes com EAR apresentam reatividade cruzada entre uma proteína de choque térmico estreptocócica e a mucosa oral, níveis consideravelmente elevados de anticorpos séricos contra a proteína de choque térmico e respostas linfoproliferativas aumentadas a um péptido derivado da proteína de choque térmico. A RAS pode, portanto, representar uma resposta mediada por células T a antigénios do Streptococcus sanguis que reage de forma cruzada com a proteína de choque térmico mitocondrial e causa danos na mucosa oral.[127,130]

11.4.B. O papel da genética:

Foi sugerida uma predisposição genética, uma vez que pelo menos 40% dos doentes com EAR têm uma história familiar. Os doentes podem desenvolver úlceras mais cedo e de forma mais grave. A RAS pode estar associada ao HLA-B51, e outros genes próximos, como os que controlam as proteínas de choque térmico ou as citocinas, podem estar implicados.[130]

11.4.C. Papel da imunidade:

É provável que vários mecanismos imunologicamente mediados estejam envolvidos na patogénese da EAR. É possível que uma produção excessiva ou sem oposição de IL-1 beta ou IL-6 seja fundamental para o seu desenvolvimento, uma noção que pode explicar porque é que a ulceração piora após uma lesão local, ou a cessação do consumo de tabaco ou ambos.[131]

11.4.D. Factores etiológicos predisponentes:

Os factores precipitantes podem atuar sobre a predisposição genética para causar lesões aftosas simples. A maioria dos doentes parece estar bem, mas uma minoria tem factores etiológicos que podem ser identificados pela história. Estes factores podem incluir os seguintes: pastas de dentes contendo laurilsulfato de sódio, traumatismo, stress, cessação do tabagismo, estado hormonal e hipersensibilidade alimentar. Os doentes afectados pela EAR são geralmente não fumadores. Alguns doentes revelam um início de EAR após a cessação tabágica e o seu desaparecimento quando voltam a fumar. É provável que este facto se deva ao efeito positivo da nicotina na queratinização da mucosa oral. A alergia a alimentos como o chocolate, o queijo, a farinha de trigo, o tomate, os amendoins e os morangos pode ser responsável pelo aparecimento de úlceras orais.[13]

11.4.E. Sistémico:

Tabela 11.1 Factores etiológicos associados à estomatite aftosa recorrente:

Local	Trauma, Tabagismo
Microbiano	Bacteriana: estreptocócica. Virais: varicela zoster, vírus citomegalo
Sistémico	Doença de Behcets, úlceras bucais e genitais com cartilagem inflamada Doença de Crohns, colite ulcerosa, infeção por VIH, síndrome de Marshall, stress, desequilíbrio psicológico, ciclos menstruais
Nutricional	Enteropatia de sensibilidade ao glúten, ferro, ácido fólico, zinco deficiência. Deficiência de vitamina Bl, B2, B6, B12
Genética	Etnia, haplotipos HLA
Alérgico	Citotoxicidade local das células T, rácio anormal CD4/CD8, níveis desregulados de citocinas, induzidos por micróbios hipersensibilidade, sensibilidade alimentar
Outros	Antioxidantes, AINEs, bloqueadores beta

A ulceração do tipo aftosa ocorre na doença de Behçet, na síndrome MAGIC, na neutropenia cíclica, na síndrome PFAPA, na síndrome de Sweet (dermatite neutrofílica febril aguda) e em várias deficiências nutricionais com ou sem perturbações gastrointestinais subjacentes e em algumas imunodeficiências - tanto primárias como secundárias, incluindo a infeção pelo vírus da imunodeficiência humana (VIH).[20]

11.4.F. Stress psicológico:

O stress e o desequilíbrio psicológico têm sido associados à EAR. Nas mulheres, o aparecimento de EAR pode coincidir com a menstruação.

11.5. Síndromes associadas à úlcera aftosa:

11.5.A. Doença de Behçet

A ulceração do tipo aftosa é uma caraterística fundamental, mas pode ser mais grave e é mais provável que inclua úlceras maiores ou herpetiformes, ou ambas [Figura 11.5]. Os doentes também apresentam ulceração genital recorrente, doença cutânea (geralmente lesões papulopustulares ou eritema nodoso), doença ocular e uma série de anomalias gastrointestinais, neurológicas, renais, articulares e hematológicas.[132] Deve suspeitar-se da doença de Behçet em adultos jovens com úlceras aftosas orais recorrentes, achados oculares inexplicáveis ou úlceras genitais. O diagnóstico da doença de Behçet é clínico e muitas vezes tardio, porque muitas das manifestações são inespecíficas e podem ser insidiosas.[130]

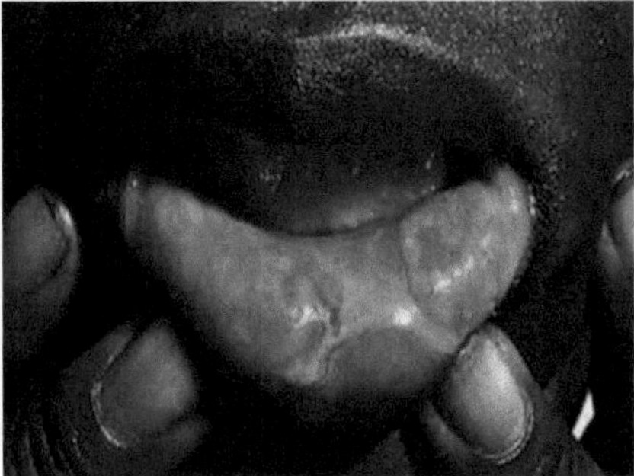

Figura 11.5 Manifestação oral da Síndrome de Behçet

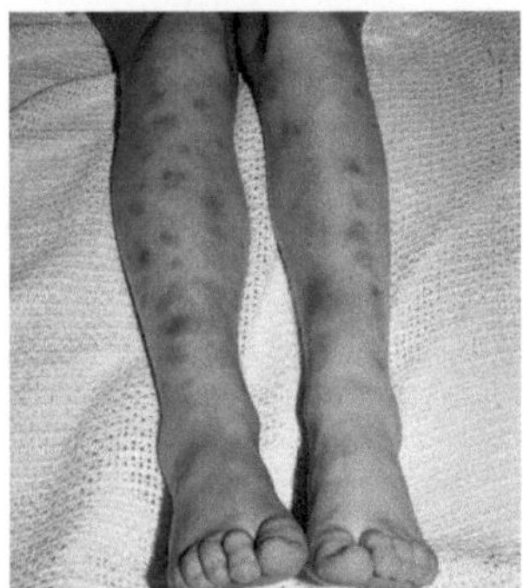

Figura 11.6 Lesões cutâneas observadas na Síndrome de Behçet

Os critérios internacionais para o diagnóstico da síndrome de Bechet incluem úlceras orais recorrentes (3 vezes em 1 ano) e 2 dos seguintes:

- Úlceras genitais recorrentes
- Lesões oculares
- Lesões cutâneas
- Teste de patergia positivo sem outra explicação clínica

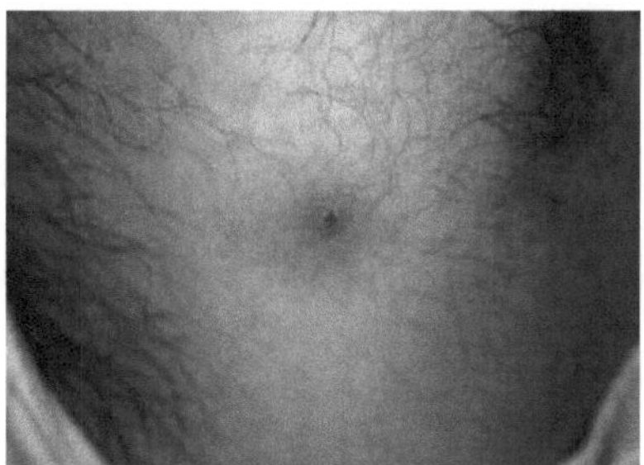

Figura 11.7. Resposta papular eritematosa a lesão cutânea local caraterística da doença de Beçhet.

Um teste de patergia positivo consiste no aparecimento de uma induração eritematosa com uma pústula estéril [Figura 11.7] na pele 24 a 48 horas após a inserção de uma agulha estéril na pele do antebraço. São feitas análises laboratoriais (por exemplo, hemograma completo, velocidade de sedimentação dos eritrócitos ou proteína C-reactiva, albumina sérica e níveis de proteína total). Os resultados são inespecíficos mas caraterísticos de doença inflamatória (taxa de sedimentação de eritrócitos, proteína C-reactiva, alfa2-globulinas e gama-globulinas elevadas; leucocitose ligeira).[131]

Quadro 11.2 Principais caraterísticas clínicas da doença de Behçet

Sistema	Caraterísticas
Gastrointestinal	RAS, ulceração ileo-caecal
Urogenital	Úlceras escrotais ou penianas, ou ambas, Úlceras vulvares ou vaginais, ou úlceras perianais, epididimo-orquite
Dermatológico	Pápulas, Pústulas, Eritema nodoso, Úlceras cutâneas resposta da pathergy
Ocular	Uveíte anterior ou posterior, vasculite da retina
Músculo-esquelético	Artralgias, Artrite, Fadiga
Neural	Dores de cabeça, trombose do seio dural Lesões inflamatórias parenquimatosas, Meningo-encefalite
Sistema vascular	Trombose superficial, Trombose venosa profunda Oclusão arterial ou aneurismas, ou ambos

11.5.B. Síndrome de MAGIC:

Uma possível variante da doença de Behçet, que inclui aftas importantes e cartilagem inflamada generalizada. Em 1985, Firestein et al. descreveram 5 doentes com policondrite recidivante e doença de Behçet (DB) e propuseram o termo síndrome "MAGIC" como acrónimo de "Mouth and Genital ulcers with Inflamed Cartilage" (úlceras bucais e genitais com cartilagem inflamada). Associado a condrite e úlceras aftosas orais, bem como inflamação ocular (principalmente uveíte anterior ou esclerite/episclerite). A maioria dos doentes apresentava também úlceras genitais e artrite. Num caso, aneurisma da aorta, noutro insuficiência aórtica, meningoencefalite, síndrome antifosfolípido e VIH positivo.[(132)]

11.5.C. Síndrome de SWEET:

A dermatose neutrofílica aguda, descrita pela primeira vez em 1964 por Robert Douglas Sweet, foi designada por síndrome de Sweet. Os doentes apresentam ulceração semelhante à RAS, mas com início súbito de febre, leucocitose e pápulas ou placas cutâneas bem demarcadas, de cor ameixa. Em metade dos doentes, há uma neoplasia maligna associada (como a leucemia mieloide aguda). A síndrome de Sweet clássica ocorre em mulheres de meia-idade após uma infeção inespecífica do trato respiratório ou gastrointestinal. As placas eritematosas elevadas com pseudo-bolhas e ocasionalmente pústulas ocorrem na face, pescoço, tórax e extremidades, acompanhadas de febre e mal-estar geral.[(133)]

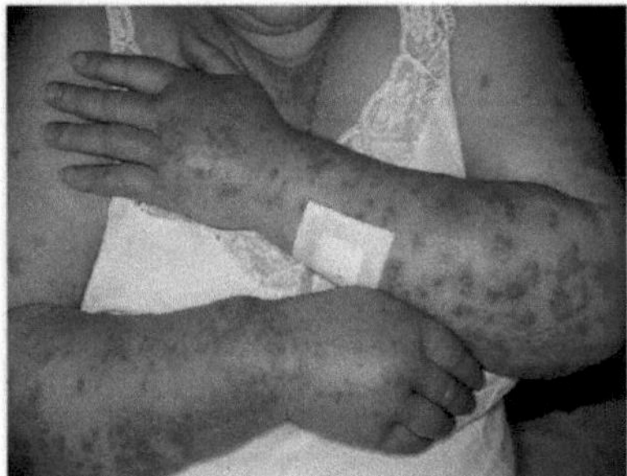

Figura. 11.8. Síndrome SWEET

Manifestações papulonodulares no nosso doente, após terapêutica com hidroxicloroquina (HCQ) (400 mg/dia).[(134)]

A síndrome apresenta-se em três situações clínicas:

- **Síndrome de Sweet clássica (idiopática)** (CSS)
  - Apresenta-se geralmente em mulheres com idades compreendidas entre os 30 e os 50 anos e é frequentemente precedida por uma infeção do trato respiratório superior.
  - Pode estar associada à doença inflamatória intestinal e à gravidez.
  - Cerca de um terço dos doentes com SFA apresentam recorrência da dermatose.
- **Síndrome de Sweet associada à malignidade** (MASS)
  - Pode ocorrer como uma síndrome paraneoplásica em doentes com um cancro estabelecido ou em indivíduos cuja discrasia hematológica ou tumor sólido relacionado com a síndrome de Sweet não tenha sido previamente descoberto.

o A MASS está mais frequentemente relacionada com a leucemia mielogénica aguda.

• **Síndrome de Sweet induzido por drogas** (DISS)

o Ocorre mais frequentemente em doentes que foram tratados com fator estimulador de colónias de granulócitos, no entanto, outros medicamentos podem também estar associados à DISS .[133,134]

11.5.D. Síndrome PFAPA:

Inclui febre periódica, aftas, faringite e adenite cervical. Embora rara, tende a ocorrer em crianças pequenas. Embora as culturas da garganta possam ser negativas, cerca de dois terços das crianças melhoram após a amigdalectomia.[135]

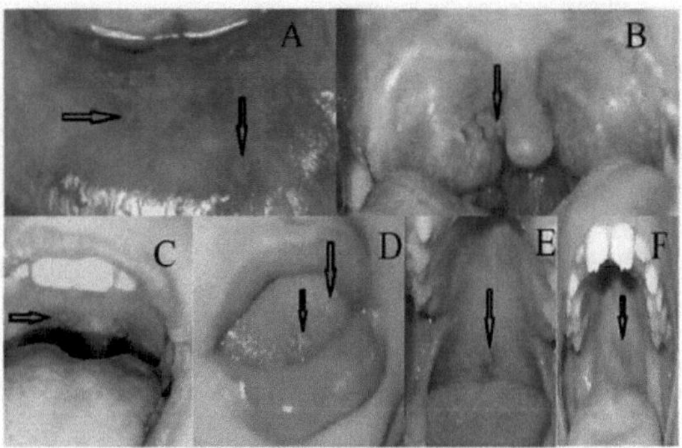

Figura. (A-F): (A,B) a estomatite aftosa e a faringite clássicas na PFAPA. (C-F) a variedade de lesões orais apresentadas nos nossos doentes. (C) Lesões ulcerativas no palato mole e na orofaringe posterior. (D) Bolhas na ponta da língua. (E,F) Palato eritematoso.[136]

Imunopatogénese:

A patogénese da síndrome PFAPA ainda é pouco conhecida. Pensa-se que os mecanismos imunobiológicos subjacentes à formação de úlceras orais são semelhantes aos que ocorrem na EAR. Diferentes citocinas podem contribuir para a patogénese das lesões orais na EAR, como a IL-2, a IL-6 e a IL-10. Foram registados níveis elevados de IL-2 e TNF-a, e níveis mais baixos de IL-10, na mucosa lesional de doentes com EAR. A IL-10 estimula normalmente a proliferação epitelial num processo de cicatrização; por conseguinte, os seus baixos níveis em doentes com EAR podem atrasar a epitelização e prolongar a duração das úlceras. Foi registado um aumento acentuado do nível plasmático de IL-2 na fase ativa da EAR. Além disso, as células natural killer (NK) activadas pela IL-2 podem desempenhar um papel na patogénese da doença. Foi observado um aumento da atividade destas células nas lesões activas, diminuindo durante os períodos de remissão. Em 1987, Marshall et al, descreveram uma nova febre periódica que foi inicialmente indicada como síndrome de Marshall e posteriormente recebeu o acrónimo FAPA (febre, estomatite aftosa, faringite e adenite cervical). Mais tarde, foi alterado para síndroma PFAPA (febre periódica, estomatite aftosa, faringite e adenite cervical) para enfatizar a presença de febre periódica, que é considerada a principal caraterística da doença.[(131)]

11.5.E. Neutropenia cíclica:

Redução cíclica dos níveis circulantes de neutrófilos aproximadamente de 21 em 21 dias. Os doentes desenvolvem ulcerações orais recorrentes, febre, abcessos cutâneos, infecções do trato respiratório superior e linfadenopatia. Outras complicações orais incluem gengivite grave e periodontite agressiva. Tratada com fator estimulador de colónias de granulócitos recombinante (rG-CSF).[(137)]

11.5.F. Doença VIH:

As ulcerações orais associadas à infeção por VIH incluem as úlceras aftosas recorrentes (UAR). Embora a prevalência da UAR não esteja aumentada, a gravidade da lesão está: num grupo de doentes VIH+, 66% tinham a UAR herpetiforme ou major, mais grave. Este aumento da gravidade sugere que as alterações do sistema imunitário relacionadas com a doença VIH podem exacerbar a UAR. As alterações do sistema imunitário relacionadas com a doença VIH são caracterizadas por uma relação CD4:CD8 invertida, contagens de células CD4 reduzidas e uma correlação inversa entre as contagens de células CD4 e a percentagem de linfócitos gama delta activados. Em doentes com VIH/SIDA ativa, os níveis séricos de TNF alfa estão aumentados. A talidomida, que inibe a produção de TNF alfa, é um tratamento eficaz para a UAR. Alguns doentes com UAR têm deficiências de vitamina B12 ou de folato, cujos níveis são normalmente baixos em doentes com VIH+/SIDA. No entanto, num estudo de controlo de casos de doentes com VIH+, não se verificou que as deficiências de vitamina B12 ou de folato fossem factores de risco significativos para a UAR.[(130)]

11.5.G. Deficiências nutricionais:

Deficiências de hematínicos - ferro, ácido fólico ou vitamina B12

Wray D, Ferguson MM, et al realizaram um estudo em 130 pacientes com estomatite aftosa recorrente para detetar deficiências de vitamina B12, ácido fólico e ferro. Em 23 doentes (17,7%) foram detectadas tais deficiências; cinco eram deficientes em vitamina B12, sete em ácido fólico e 15 em ferro. Quatro apresentavam mais do que uma deficiência. Os 23 doentes deficientes com aftas recorrentes foram tratados com terapêutica de substituição específica. Dos 23 doentes em terapêutica de substituição, 15 apresentaram uma remissão completa da ulceração e oito uma melhoria definitiva. A maioria dos pacientes com deficiência comprovada de vitamina B12 ou ácido fólico melhorou rapidamente com a terapia de reposição; aqueles com deficiência de ferro apresentaram uma resposta menos dramática. Os autores sugerem que a elevada incidência de deficiências encontrada nesta série e a boa resposta à terapêutica de substituição demonstram a necessidade de um rastreio hematológico destes doentes.[(138)]

A ulceração do tipo aftosa também pode ser uma caraterística da doença intestinal, ambas da doença de Crohn. O envolvimento intra-oral na doença de Crohn é observado em apenas cerca de 9% dos casos; a inflamação oral precede os sintomas intestinais da DC em cerca de 60% destes doentes. Uma vez que as lesões orais são por vezes tratadas sem um diagnóstico definitivo, Plauth M, Jenss H, Meyle J et al avaliaram 75 casos relativamente à morfologia e localização das manifestações orais e intestinais da DC, manifestações clínicas e tratamento. A DC oral foi o sintoma de apresentação em 43 de 72 (60%). Edema (62 lesões), úlceras (57 lesões) e mucosa hiperplásica papulosa polipoide (45 lesões) foram os tipos de lesões mais comuns. Concluem que a DC oral apresenta uma aparência morfológica caraterística, muitas vezes precedendo os sintomas intestinais em adolescentes e adultos jovens.[127,136]

11.5.H. Colite ulcerosa e enteropatia sensível ao glúten:

A piostomatite vegetante (PV) é uma doença rara caracterizada por pústulas que afectam a mucosa oral. É um marcador altamente específico de doença inflamatória intestinal e o seu reconhecimento correto pode levar ao diagnóstico de colite ulcerosa ou doença de Crohn. A patogénese da PV é ainda desconhecida. Caracteriza-se por uma mucosa oral eritematosa e espessada com múltiplas pústulas e erosões superficiais.[138]

11.6. Diagnóstico de RAS:

O diagnóstico de RAS baseia-se na história e nos achados clínicos. Não existe um teste de diagnóstico específico, mas é necessário excluir outras causas possíveis de ulceração oral recorrente, como a doença de Behçet, a síndrome PFAPA e uma possível infeção pelo VIH. Deve ser feita uma história clínica para excluir outros distúrbios e condições ulcerativas, como a doença de Crohn, a doença celíaca, a neutropenia, a infeção por VIH e a síndrome de Behçet. É indicada a realização de uma contagem completa de células sanguíneas, uma estimativa hematínica e uma pesquisa de anticorpos antiendomísio para excluir perturbações imunitárias, deficiências de vitaminas e ferro e má absorção (como na doença celíaca).[126]

11.7. Achados histológicos:

As lesões pré-ulcerativas demonstram células mononucleares inflamatórias sub-epiteliais com mastócitos abundantes, edema do tecido conjuntivo e revestimento das margens com neutrófilos. Os danos no epitélio começam normalmente na camada basal e progridem através das camadas superficiais, conduzindo eventualmente à ulceração e a exsudados superficiais. A presença de eritrócitos extravasados à volta da margem da úlcera, neutrófilos extra vasculares subepiteliais, numerosos macrófagos carregados de fagolisossomas e a ligação inespecífica das células do estrato espinhoso à tiroglobulina e aos complementos podem ser o resultado de uma fuga vascular e da difusão passiva do soro. Estes resultados sugerem que a patogénese da RAS pode ser mediada por vasculite de complexo imune.[139]

11.7.A. Imunohistoquímica

Estudos de tecidos de biópsia de EAR demonstraram numerosas células inflamatórias com rácios variáveis de células CD4: CD8, dependendo da duração da úlcera. As células CD4 eram numerosas durante a fase pré-ulcerosa e de cicatrização, enquanto as células CD8 tendiam a ser mais numerosas durante a fase ulcerosa. Um aumento da expressão de moléculas de adesão vascular e de queratinócitos é reconhecido pela expressão de linfócitos e pela infiltração de linfócitos no epitélio, com a indução da formação de úlceras A imunopatogénese da doença envolve alegadamente um mecanismo de resposta imunitária mediada por células que envolve a produção de células T, interleucinas e fator de necrose tumoral alfa (TNF-a), que é uma citocina pró-inflamatória associada ao desenvolvimento de EAR (Jurge et al., 2006). Além disso, foram propostos mecanismos mediados por linfócitos, para além dos complexos imunes.(126)

11.8. Gestão

Uma vez que a etiologia da EAR permanece desconhecida e a natureza cíclica da doença dificulta a realização de estudos clínicos prospectivos, duplamente cegos e controlados bem concebidos, não existe um tratamento definitivo. O tratamento é sintomático, sendo o objetivo diminuir os sintomas, reduzir o número e o tamanho das úlceras e aumentar os períodos livres de doença.(127)

O melhor tratamento é aquele que permite controlar as úlceras durante o maior período de tempo possível com o mínimo de efeitos secundários adversos. A abordagem terapêutica deve ser determinada pela gravidade da doença (dor), pela história clínica do doente, pela frequência das crises e pela capacidade do doente para tolerar a medicação. Em todos os doentes com EAR, é importante excluir os factores predisponentes e tratar esses factores, sempre que possível, antes de introduzir uma terapêutica mais específica.(13)

Tipo de	úlceraFeatures
Tipo A.	Os episódios de EAR que duram apenas alguns dias, ocorrendo apenas algumas vezes por ano, são classificados como "tipo A". Neste cenário, a dor é tolerável. O médico deve tentar identificar o que precipita as úlceras, o que o doente utiliza para as tratar e qual a eficácia desse tratamento. Se for eficaz e seguro, o prestador de cuidados de saúde, ou HCP, deve encorajar o doente a continuar o tratamento. Se for identificado um ou mais factores precipitantes, o profissional de saúde deve tentar eliminá-los primeiro.
Tipo B.	A EAR dolorosa todos os meses, com uma duração de 3 a 10 dias, é do tipo B. Neste caso, o doente pode ter alterado a sua dieta e os seus hábitos de higiene oral devido à dor.
Tipo C.	Cursos dolorosos e crónicos de EAR em que, quando uma úlcera cicatriza, se desenvolve outra.

11.9. Tratamento

Os agentes tópicos são preferidos, uma vez que não têm efeitos secundários graves, mas, nas aftas graves, pode ser necessária uma imunomodulação sistémica. Em casos ligeiros, com duas ou três lesões pequenas, a utilização de um emoliente protetor, como Orabase, é tudo o que é necessário. O alívio da dor das lesões menores pode ser obtido com a utilização de um agente anestésico tópico ou de diclofenac tópico, um AINE frequentemente utilizado topicamente. [129]

11.9.A. Preparação tópica:

O tratamento adequado da EAR depende da frequência, do tamanho e do número de úlceras. Os doentes que sofrem episódios ocasionais de úlceras aftosas menores sentem um alívio significativo com uma terapêutica tópica adequada contendo lidocaína gel viscosa a 2%. Outros agentes tópicos incluem diclofenac, pasta de amlexanox que também demonstrou diminuir o tempo de cicatrização das aftas menores.[13]

11.9.B. Corticosteróides:

Os corticosteróides tópicos são a base do tratamento da EAR na maioria dos países, mas existem poucos estudos bem controlados. Os corticosteróides variam no seu grau de potência e podem ser administrados como bochechos, pomadas, cremes ou em veículos adesivos. Os regimes de corticosteróides incluem a dexametasona 0,05 mg/ 5 ml (enxaguar e cuspir três vezes por dia) ou um corticosteroide tópico de elevada potência, como o clobetasol 0,05% em Orabase ou a fluocinonida 0,05 % em Orabase (1:1), se a(s) úlcera(s) recidivar(em) no mesmo local, utilizado três vezes por dia. Se forem utilizados corticosteróides, os doentes devem ser monitorizados quanto à presença de super-infeção por leveduras. A eficácia do esteroide tópico baseia-se parcialmente numa boa instrução e na adesão do doente à utilização correta.[131]

11.9.C. Outros agentes anti-inflamatórios

a) Benzidamina:

O colutório de cloridrato de benzidamina é o único agente tópico "de venda livre" que foi avaliado formalmente e que pode proporcionar um alívio transitório dos sintomas dolorosos, mas não ajuda a cicatrização. Matthews RW, Scully CM et al (1987) dezoito doentes com estomatite aftosa recorrente ligeira receberam cloridrato de benzidamina alcoólico, clorexidina aquosa ou um colutório placebo sem benzidamina por ordem aleatória. Cada paciente utilizou cada preparação durante um período de 3 meses. A análise estatística dos resultados não revelou diferenças significativas entre qualquer um dos tratamentos testados. Oito pacientes declararam uma preferência pessoal pela benzidamina devido ao efeito anestésico local transitório da benzidamina, que proporcionou alívio da dor.[140]

b) Amlexanox:

O Amlexanox é anti-alérgico e anti-inflamatório e tem algum benefício no tratamento da RAS, mas o seu modo de ação exato é desconhecido. Está disponível nos EUA (aprovado pela FDA) e no Canadá e poderá vir a estar disponível no Reino Unido. Os resultados de vários ensaios sugerem que pode ser benéfico no tratamento da EAR. A pasta de Amlexanox 5% aplicada nas úlceras 2 a 4 vezes por dia pode reduzir consideravelmente o seu tamanho e a dor, e acelerar a cicatrização.[13]

b) Antimicrobianos:

Os antimicrobianos podem ser utilizados mais pelos seus efeitos anti-inflamatórios e analgésicos do que pelas suas funções antimicrobianas.[141]

c) Clorexidina:

Os ensaios clínicos randomizados estabeleceram que a clorexidina pode reduzir a duração da EAR e aumentar o número de dias sem úlceras. Addy M, Hunter L et al (1987) realizaram um estudo cruzado, duplamente cego e controlado por placebo, de um elixir bucal de gluconato de clorexidina a 0,2% utilizado 3 vezes por dia sobre a placa bacteriana, a coloração e o transporte de candidíase num grupo de doentes com úlceras aftosas recorrentes que mantinham medidas de higiene oral normais. No final de períodos de tratamento de 2 a 6 semanas, a clorexidina tem efeitos adjuvantes significativos na inibição da placa bacteriana na úlcera aftosa recorrente.[141]

d) Triclosan:

O triclosan, um agente antibacteriano introduzido nas pastas dentífricas e enxaguatórios bucais, demonstrou recentemente ter propriedades anti-inflamatórias e analgésicas. Skaare AB, Herlofson BB, Barkvoll P et al (1996) 122 estudo cruzado e em dupla ocultação teve como objetivo examinar o efeito do triclosan na incidência de ulceração aftosa recorrente (UAR) quando administrado em colutórios. O estudo concluiu que o triclosan tem o potencial de reduzir o número de úlceras aftosas, presumivelmente devido às suas propriedades anti-inflamatórias.[13,141]

e) Tetraciclinas:

Estudos controlados com placebo sobre as tetraciclinas (como a Aureomicina, a clortetraciclina e a tetraciclina) sugerem que estas também podem reduzir o tempo de cicatrização, ou reduzir a dor associada à EAR, ou ambas, mas devem ser evitadas em crianças e em mulheres grávidas ou lactantes. No Reino Unido, a doxiciclina 100 mg em 10 ml de água utilizada durante 2-3 minutos, 4 vezes por dia durante 3 dias, como colutório, consta do British National Formulary. Gorsky D, Epstein D et al avaliaram o uso de minociclina e tetraciclina em enxaguatórios bucais em pacientes com episódios frequentes de EAR num ensaio clínico cruzado e aleatório. 17 pacientes com EAR menores recorrentes e de alta frequência foram aleatoriamente selecionados para uma terapia tópica cruzada com minociclina a 0,2 por cento ou solução aquosa de tetraciclina a 0,25 por cento para bochechos. Os colutórios com minociclina, em comparação com os enxaguamentos tópicos com tetraciclina, resultaram numa melhoria significativa do controlo da dor, reduzindo a gravidade e a duração da dor.[142]

11.9.D. Outros agentes:

Os agentes tópicos não baseados em corticosteróides que se pensa serem benéficos na EAR incluem cromoglicato de sódio, azelastina, alfa-2-interferão, ciclosporina, alcaçuz desglicirrizado, ácido 5-aminosalicílico (5-ASA), prostaglandina E2 (PGE2), fator estimulador de colónias de granulócitos e macrófagos, sucralfato, aspirina e diclofenac em hialuronidase, maleato de irsogladina, Eupatorium laevigatum e oxolina.[143]

a) Cromoglicato de sódio:

Dolby, Walker et al (1975) Num ensaio aleatório duplamente cego em 24 doentes com úlceras aftosas recorrentes (UAR), os comprimidos de ácido cromoglícico reduziram significativamente a dor sentida quando comparados com placebo, mas não reduziram o número de dias com ulceração oral presente. Conclui-se que os compostos de cromoglicato podem ter um papel valioso a desempenhar no alívio sintomático da UAR.[(141)]

b) Interferão Alfa:

O INF-a desempenha um papel essencial na transformação da resposta imune inata para a resposta imune adaptativa. Esta transformação é importante para a eliminação de todos os antigénios estranhos e para manter a memória imunológica. O tratamento com uma dose baixa de INF-a regula negativamente a infiltração de células nos gânglios linfáticos periféricos e a hipersensibilidade de tipo retardado... [(140)]
Hamuryudan V, Yurdakul S et al (1990) avaliaram o efeito do hidrogel de interferão alfa 2c recombinante tópico (IFN alfa 2C) nas lesões aftosas da boca na síndrome de Behçet em vinte doentes num ensaio aberto de doze semanas. O IFN alfa 2C aplicado na boca durante quatro semanas reduziu significativamente o número de aftas na fase pós-tratamento, em comparação com as fases de pré-tratamento e tratamento. Não foram registados efeitos secundários. O IFN alfa 2C tópico parece ser eficaz no tratamento das aftas na síndrome de Behçet.[(144)]

c) Colutório de alcaçuz desglicirrizado (Dgl):
Das SK, Gulati AK, Singh V Peta (1989) avaliaram 20 pacientes com úlceras aftosas e aconselharam-lhes um colutório de alcaçuz desglicirrizado (DGL), seguido durante duas semanas. Quinze doentes registaram uma melhoria de 50-75% no prazo de um dia, seguida da cicatrização completa das úlceras ao terceiro dia.[(145)]

d) Ácido 5-aminosalicílico (5-ASA):

Collier PM, Neill SM, Copeman P Wet al (1992) efectuaram um ensaio em dupla ocultação controlado por placebo sobre o creme de ácido 5-aminosalicílico (5-ASA) a 5% para o tratamento de úlceras aftosas orais em 22 indivíduos. O creme ou um placebo (11 pacientes cada) foi aplicado nas úlceras três vezes por dia durante um máximo de 14 dias. O desconforto diário foi reduzido para metade e o grupo tratado sentiu menos dor. O tratamento com 5-ASA encurtou o tempo de cicatrização e reduziu a dificuldade em comer. Não foram registados efeitos secundários significativos. Os autores acreditam que o creme 5-ASA é um tratamento eficaz para as úlceras aftosas.[(146)]

e) Prostaglandina E2 tópica (Pge2):

Taylor LJ, Walker DM, et al (1993): Trinta e cinco doentes que sofriam de ulceração aftosa recorrente ligeira (UAR) participaram num ensaio clínico de fase única, em dupla ocultação, de tratamento com prostaglandina E2 tópica (PGE2). A PGE2 foi aplicada sob a forma de gel numa dose de 0,3 mg duas vezes por dia durante 10 dias. O veículo isolado actuou como controlo. Os doentes que utilizaram o gel ativo de PGE2 apresentaram um número significativamente menor de novas lesões do que os que receberam o placebo durante o período experimental de 10 dias. Não se registaram diferenças significativas entre o gel de PGE2 e o placebo em termos de velocidade de cicatrização ou de alívio da dor das úlceras aftosas estabelecidas. A prostaglandina E2 pode, portanto, ter uma atividade profiláctica útil na UAR.[(147)].

f) Fator estimulador de colónias de macrófagos granulócitos:
Bacanli, O Yerebakan Dicle et al: Sete doentes com doença de Behçet receberam G- CSF tópico para OU (4 × 120 μg/dia, durante 5 dias) e/ou GU (4 × 30 μg/dia, durante 5 dias) e foram seguidos durante 3 meses após o tratamento. Não foram administrados medicamentos tópicos ou sistémicos imunossupressores ou específicos da doença durante o período do estudo. O tratamento com G- CSF diminuiu o tempo de cicatrização.[(148)]

g) Sucralfato:

O sucralfato, que actua ligando-se localmente às proteínas na base da úlcera para fornecer uma cobertura protetora, foi sugerido como tratamento para as úlceras aftosas.[(141)]

h) Diclofenac a 3% em 2,5% de hialuronidase:
Saxen MA, Ambrosius WT, et al: realizaram um estudo aleatório, em dupla ocultação, de dose única em 60 adultos saudáveis com úlceras aftosas em três grupos de tratamento - 3 % de diclofenac em 2,5 % de hialuronan, 2,5 % de hialuronan, 3 % de lidocaína viscosa. Concluem que uma dose de 3% de diclofenac em 2,5% de hialuronano é um tratamento eficaz e inovador para esta úlcera comum e dolorosa.[(149)]

i) Eupatorium laevigatum Lam:

Eupatorium laevigatum Lam é uma planta comum na região central do Brasil, onde é um remédio muito utilizado para lesões como a afta bucal. Paulo Filho, W Ribeiro et al (1990)[97] realizaram um estudo em duas partes: Para a primeira parte deste estudo de duas partes, uma preparação fitoterapêutica de extractos de E. laevigatum foi formulada numa pasta de orabase apropriada para utilização na mucosa bucal. O estudo avaliou a segurança toxicológica desta pasta em 20 voluntários saudáveis. A segunda parte do estudo consistiu numa comparação aleatória e em dupla ocultação da eficácia com a orabase de triancinolona a 0,1% em 60 pacientes. Os voluntários saudáveis toleraram bem a pasta fitoterapêutica e nenhum efeito adverso pôde ser atribuído à sua utilização. Na comparação clínica, após 5 dias de tratamento, 40% dos pacientes que utilizaram a pasta e 26,7% dos que utilizaram a triancinolona obtiveram a cura completa das úlceras. A dor foi aliviada em 70% do grupo do fitoterápico e em 33,3% do grupo da triancinolona.[(150)]

j) Maleato de irsogladina :

O maleato de irsogladina, que reforça a comunicação intercelular juncional in vitro, foi eficaz no tratamento da estomatite aftosa transitória e recidivante, bem como da estomatite aftosa sintomática e induzida por fármacos. Os efeitos adversos observados com o infliximab incluem infecções de hipersensibilidade, reação à infusão, doença do soro.[(150)]

11.9.E. Colutórios :

A preparação aquosa de 0,1 a 0,2% de triamcilona, 0,3% de hidrocortisona e o elixir de dexametasona 0,5/5 ml também podem ser utilizados cerca de 3 a 4 vezes por dia como elixires bucais.[98] Os esteróides intralesionais podem ser utilizados para tratar lesões grandes e indolentes do EAR. As lesões individuais podem ser injectadas com acetonido de triamcinilona ou cobertas com gel de proprionato de clobetasol a 0,05% ou pomada de proprionato de halobetasol a 0,05%.[151]

11.9.F. Terapia sistémica

Os doentes com RAS particularmente frequente ou grave podem necessitar de tratamento imunossupressor sistémico.

a) Corticosteróides :

A prednisolona ou a azatioprina, ou ambas, podem melhorar a cicatrização da EAR grave, mas a utilização a longo prazo deve ser evitada, uma vez que os efeitos adversos ultrapassam geralmente o benefício clínico.

b) Agentes anti-TNF-a Pentoxifilina :
Chandrasekhar J, Liem AA et al (1999) 132: Um ensaio aberto de 6 semanas e um inquérito aos doentes sobre a dor foram realizados em 24 doentes. Foi efectuado um período de tratamento de 4 semanas com oxipentifina (400 mg administrados por via oral 3 vezes por dia). Os resultados encorajadores deste estudo apoiam a sugestão de que a utilização de oximentifina seja considerada em casos refractários de úlceras aftosas orais recorrentes.[148]

c) Talidomida :
A talidomida é o agente disponível mais eficaz e fiável para o tratamento da RAS. Produz remissão em quase metade dos doentes e vários estudos de casos confirmam que a talidomida (50-100 mg diários) tem um benefício clínico. No entanto, os efeitos adversos limitam seriamente a sua aplicação à utilização a curto prazo e em mulheres que não pretendam engravidar.

d) Adalimumab :
O adalimumab é um anticorpo monoclonal anti-TNF-alfa que tem sido utilizado no tratamento da EAR grave e recalcitrante, mas, tendo em conta o risco de efeitos adversos graves, deve ser utilizado com extrema precaução. O adalimumab é um medicamento que se tem mostrado promissor no tratamento da estomatite aftosa recorrente grave (EAR). A EAR é uma doença crónica caracterizada por úlceras recorrentes na mucosa oral, causando frequentemente dor e cicatrizes. Embora as terapias como a prednisona, a talidomida, a colchicina e a dapsona sejam habitualmente utilizadas, alguns doentes não conseguem obter um controlo adequado com elas. No entanto, há um caso relatado de um adolescente com EAR grave que teve uma resposta dramática ao adalimumab.

e) **Colchicina :**

A colchicina pode ter algum benefício clínico no tratamento da RAS (1,5 mg/dia), mas pelo menos 20% dos doentes podem ter sintomas gastrointestinais dolorosos ou diarreia, e a utilização prolongada pode causar infertilidade em homens jovens.

f) **Levamisole :**

O levamisol já foi descrito como um tratamento eficaz para a EAR, mas cinco ensaios clínicos randomizados não relataram qualquer benefício significativo (150 mg por dia durante 3 dias) e quatro sugeriram que, embora pudesse reduzir a duração, o número, o tamanho e a frequência da ulceração, os efeitos adversos (náuseas, hiperosmia, disguesia e agranulocitose) desencorajavam a sua utilização.

g) **Outros agentes imunomoduladores :**

A dapsona, o fator de transferência, a terapia com gamaglobulina e a cimetidina foram sugeridos como benéficos, mas são necessários estudos mais detalhados para confirmar estas observações preliminares.[(151)]

12. DOENÇAS PERIODONTAIS RELACIONADAS COM CAUSAS PSICOGÉNICAS

Embora seja evidente que o discernimento psicogénico é necessário para a gestão adequada da prática dentária, outras relações entre a psicologia e a medicina dentária são também menos óbvias, mas não menos importantes. A teoria psicanalítica dá grande importância à relação da cavidade oral com a psique. Outros dados também apoiam a hipótese de que os factores psicológicos e sociais estão envolvidos nas doenças da cavidade oral.(152)

12.1. Factores psicossomáticos:

Nas doenças periodontais relacionadas com causas psicogénicas [Figura 12.1]. Um estudo da população hospitalizada emocionalmente doente mostrou que os pacientes com perturbações agudas tinham uma maior incidência de doenças periodontais do que os pacientes apáticos.(153)

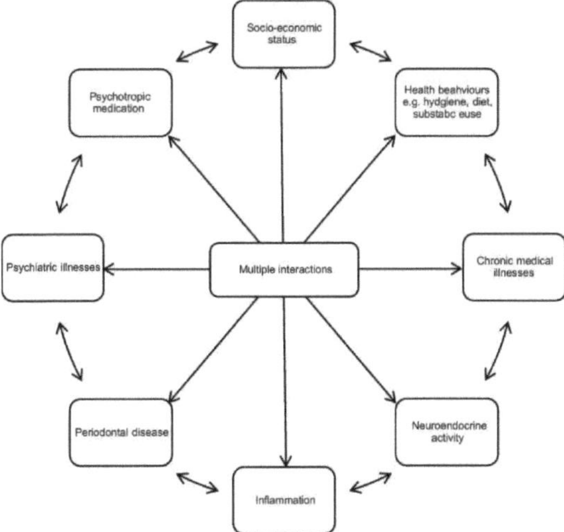

Figura.12.1. Inter-relações entre doença periodontal, estilo de vida, inflamação, doença médica crónica, medicação psicotrópica e variável socioeconómica.

O microbioma oral tem sido implicado numa série de doenças sistémicas, mas recentemente foi associado a perturbações da saúde mental. Como já foi referido, o microbiota intestinal tem uma interação estreita com o sistema nervoso central, mediada por vias neurais, imunitárias e neuroendócrinas bidireccionais. A libertação de bactérias orais ou dos seus metabolitos na corrente sanguínea estimula a resposta neuroinflamatória com a expressão de citocinas pró-inflamatórias, resultando numa inflamação crónica. Esta inflamação sistémica pode induzir alterações nas funções neurovasculares, aumentar a permeabilidade da barreira hemato-encefálica, reduzir a absorção de nutrientes e aumentar os compostos neurotóxicos [Figura 12.2.].(154)

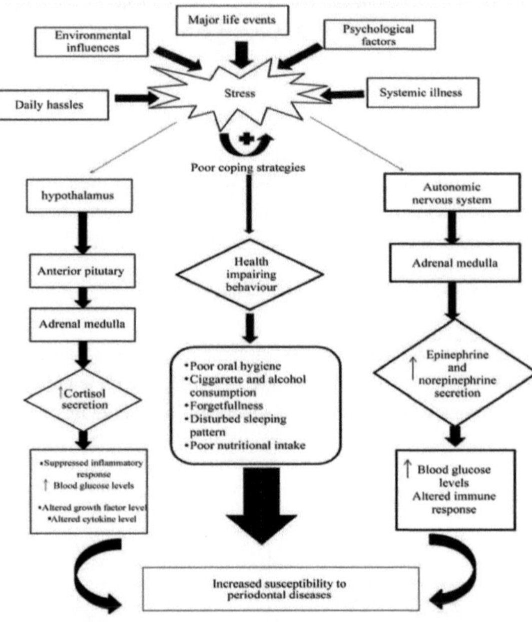

Figura 12.2. Fisiopatologia da resposta ao stress e sua influência no periodonto

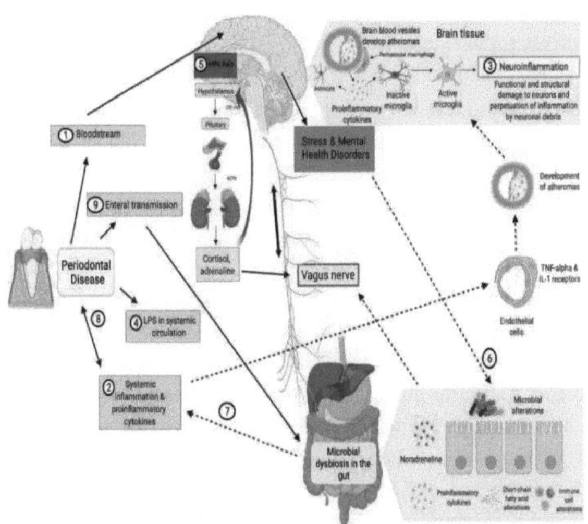

Figura 12.2. Eixo oral-cérebro (redesenhado de Martínez et al,). (1) A bacteremia dos agentes patogénicos periodontais pode atingir o cérebro diretamente através da corrente sanguínea e da barreira hemato-encefálica danificada. (2) A ativação das células endoteliais por citocinas pró-inflamatórias pode afetar indiretamente o sistema nervoso central. (3) A expressão dos receptores endoteliais do fator de necrose tumoral alfa (TNF-a) e da interleucina-1 (IL-1) ativa a microglia, o que resulta em inflamação. (4) O aumento da permeabilidade da vasculatura periodontal resulta na "fuga" de lipopolissacárido (LPS). (5) O lipopolissacárido pode ativar o eixo hipotálamo-hipófise-adrenal, aumentando assim as hormonas do stress e/ou os neurotransmissores. (6) Isto afecta então a fisiologia intestinal, o habitat, a composição do microbioma e a expressão genética bacteriana. (7) As alterações no microbioma intestinal podem resultar em mais inflamação sistémica, reforçando o efeito no sistema nervoso central. (8) Além disso, pode afetar a doença periodontal ao aumentar a carga inflamatória. (9) A transmissão das bactérias orais para o intestino através da saliva também pode afetar a composição e a função do microbioma intestinal. ACTH, hormona adrenocorticotrópica; AVP, arginina vasopressina; CRF, fator libertador de corticotropina

12.2. Efeitos do stress no periodonto:

Genco et al (1998)134 propuseram um modelo, demonstrando o papel potencial que os factores de stress psicossocial podem desempenhar no início de uma cascata de acontecimentos na hormona libertadora de corticotrofina/eixo hipotálamo-hipófise-adrenal, no sistema nervoso autónomo e no sistema nervoso central, o que resultou numa imunidade deprimida, aumentando as hipóteses de infeção e, especificamente, de doença periodontal. Outros factores de stress psicossocial importantes são as respostas comportamentais e emocionais às sequelas comuns do avanço da doença periodontal, como a dor, o inchaço, a migração dos dentes, a deterioração da estética, a mobilidade dos dentes e a perceção da ameaça de perder os dentes numa fase precoce da vida. O tratamento da doença periodontal é moroso e dispendioso. Tudo isto pode funcionar como um poderoso fator de stress emocional negativo. Estes factores podem induzir respostas do sistema de stress que são ainda mais prejudiciais para a saúde periodontal. Os agentes patogénicos comportamentais, que vão desde a negligência da higiene oral a inadequações alimentares, padrões de sono deficientes, uso de produtos do tabaco e abuso de outras substâncias, constituem uma classe importante de factores de stress psicossocial que contribuem para o ciclo vicioso, aumentando as formas graves de doença periodontal. O stress também pode influenciar a doença periodontal através dos seus efeitos no curso da diabetes e no comportamento tabágico.[(155)]

12.3. Evidência do papel do stress na doença periodontal:

Monteiro da silva et al (1995)135 referiram que havia fortes indícios de que o stress era um fator de predisposição para a gengivite ulcerativa necrosante aguda. Shapira et al (1999), num estudo com ratos, verificaram que um fator de stress emocional (isolamento) e um fator de stress físico (frio), em comparação com o controlo, tinham o efeito de modificar a resposta inflamatória à Porphyromonas gingivalis.[(153)]

Nos últimos anos, a nossa compreensão da microbiologia periodontal evoluiu para o modelo da sinergia polimicrobiana e da disbiose. Este modelo descreve o papel que os agentes patogénicos principais têm na modulação da resposta do hospedeiro, prejudicando a vigilância imunitária e causando uma mudança da homeostasia para a disbiose. Considerando a interação entre os agentes patogénicos e o sistema imunitário do hospedeiro, é plausível que o stress causado por factores psicossociais possa influenciar o biofilme periodontal. Foi relatado que o crescimento de Tannerella forsythia e Fusobacterium nucleatum aumenta na presença das hormonas do stress catecolamina, dopamina e cortisol.[(157)]

Além disso, as catecolaminas parecem influenciar o crescimento bacteriano periodontal, dependendo da espécie bacteriana. A noradrenalina pode reduzir o crescimento de Aggregatibacter actinomycetemcomitans e Porphyromonas gingivalis; no entanto, também pode aumentar o crescimento de Eikenella corrodens, Actinomyces naeslundii e Campylobacter gracilis. Curiosamente, foi demonstrado que a noradrenalina aumenta a expressão das gingipainas, um fator de virulência da P. gingivalis.[(158)] Pode deduzir-se destes resultados que as hormonas relacionadas com o stress podem modular o crescimento bacteriano e os factores de virulência de espécies selecionadas, conduzindo a uma mudança para a disbiose. Curiosamente, foi levantada a hipótese de que uma flora disbiótica no início do sistema alimentar pode ter efeitos mais a longo prazo. No entanto, é necessária mais investigação para compreender estas relações e mecanismos.(159)

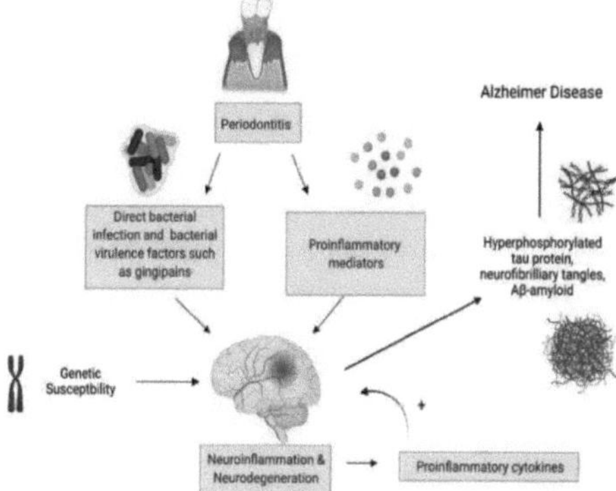

Figura 12.3. Possível mecanismo de como a doença periodontal pode afetar a doença de Alzheimer através do aumento da inflamação crónica e da infeção do cérebro por bactérias orais.

12.4. Doenças periodontais

12.4.A. Gengivite ulcerativa necrosante:

A gengivite ulcerativa necrosante aguda (GANU) é uma doença microbiana não transmissível, rapidamente destrutiva, da gengiva, no contexto de uma resposta imunitária deficiente do hospedeiro. Caracteriza-se pelo início súbito de inflamação, dor e presença de lesões tipo cratera "perfuradas" na gengiva papilar [Figura 12.3]. Esta atividade revê a avaliação e o tratamento da gengivite necrosante aguda e destaca o papel da equipa interprofissional no tratamento dos doentes com esta doença.(152)

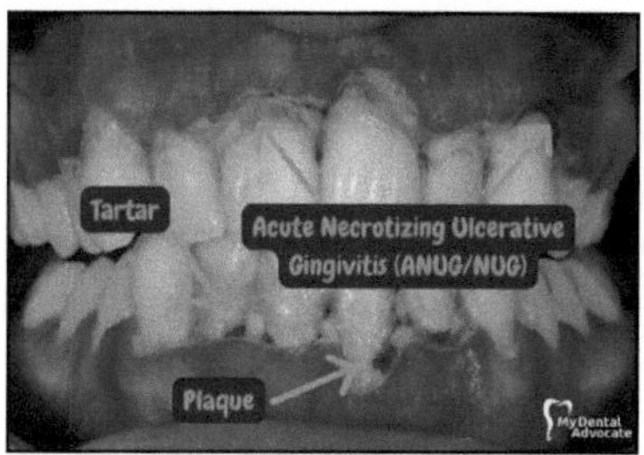

Figura 12.4. Gengivite Ulcerativa Necrotizante Aguda

É uma doença de especial interesse porque pode ter uma base emocional. Existem algumas evidências que indicam que a relação sugerida entre o stress emocional e a gengivite ulcerativa necrosante é mais do que conjecturas dos doentes hospitalizados examinados por Mellars e Herms, os doentes mentais agudos eram mais propensos à gengivite ulcerativa necrosante do que os doentes mentais crónicos. A doença entre o pessoal militar pode estar relacionada com a fadiga, o nervosismo e a dependência invulgar. Um grupo de pacientes com esta doença examinados por Moultan e Co-workers exibiu um padrão de dependência oral como um problema central da vida. Os ataques de gengivite ulcerativa necrosante neste grupo foram provocados por ansiedade aguda; as histórias de casos indicam que os ataques de ansiedade aguda são frequentemente o fator precipitante. Os doentes com gengivite ulcerosa necrotizante têm tendência para a vasodilatação cutânea em resposta à irritação e, além disso, apresentam um período de latência mais longo para a reação de exacerbação.[(160)]

O tratamento dos ANUG deve ser abordado em fases sucessivas, incluindo o tratamento da fase aguda, o tratamento de qualquer condição pré-existente, o tratamento das sequelas da doença e a transição para a fase de suporte ou manutenção.[(161)]

O tratamento da fase aguda tem como objetivo parar a destruição dos tecidos e controlar o desconforto do doente. Isto envolve um desbridamento suave e ultrassónico das placas gengivais superficiais e dos cálculos, juntamente com oxigenoterapia localizada, dirigida às lesões necróticas. Deve ser considerada a utilização de um bochechos com gluconato de clorexidina a 0,12%, sugerindo-se um regime de duas vezes por dia durante 30 dias. Os antimicrobianos sistémicos são considerados na fase aguda nos casos com má resposta ao desbridamento ou nos casos com sintomas de envolvimento sistémico, incluindo febre, mal-estar, vómitos, etc.[(162)] O metronidazol (250 mg 3 vezes por dia) é um medicamento comum de primeira escolha devido à sua atividade contra os anaeróbios. A penicilina, as tetraciclinas, a clindamicina, a amoxicilina e a amoxicilina com clavulanato demonstraram produzir resultados "aceitáveis" e são consideradas caso a caso. A penicilina oral, por exemplo, demonstrou num estudo apresentar uma melhoria clínica significativa em três a seis dias. Embora os antibióticos orais tenham demonstrado ser benéficos, os antimicrobianos tópicos não são recomendados. O grande número de bactérias presentes nos tecidos prejudica a capacidade de obter concentrações adequadas de medicamentos.

É importante salientar que a adição de agentes antifúngicos está indicada em doentes imunodeprimidos submetidos a terapia antibiótica.[(163)] Após o controlo da fase aguda, deve ser iniciado o tratamento de qualquer condição pré-existente, como a gengivite crónica. Esta fase envolve a profilaxia profissional sob a forma de destartarização e alisamento radicular e o estabelecimento de métodos de manutenção da higiene oral por parte do doente.[(160)] Os factores predisponentes, incluindo o tabagismo, a má higiene do sono e o stress, devem ser abordados. Os procedimentos de gengivectomia e/ou gengivoplastia podem tratar quaisquer crateras superficiais.[(156)] O principal objetivo da fase de manutenção é o cumprimento das práticas de higiene oral e o controlo de quaisquer factores predisponentes. Em resumo, o tratamento da UANG consiste numa abordagem multifatorial que envolve o desbridamento superficial, a instrução sobre higiene oral, a utilização de colutórios antimicrobianos e antibióticos orais, e o início de um plano de profilaxia abrangente que envolve o planeamento radicular e a gestão dos factores predisponentes.[(163)]

12.4.B. Gengivoestomatite atípica

Foi relatada uma gengivite invulgar, que se estende desde a margem gengival até à junção mucogengival e se limita quase inteiramente às superfícies labial e bucal. Nos estudos de patentes, foi encontrada evidência de uma relação de dependência excessiva, mas hostil, com o cônjuge ou com os pais.(164)

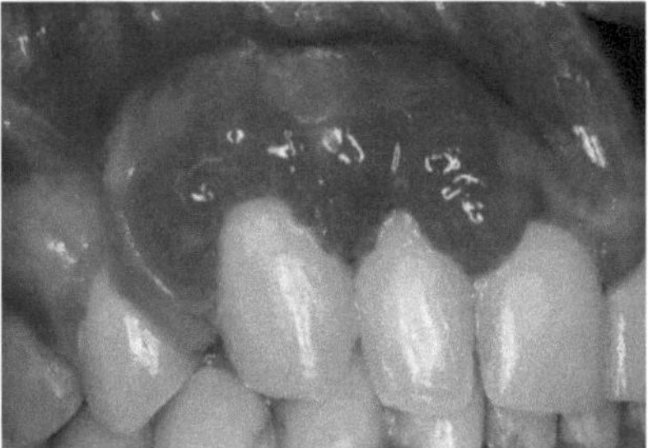

Figura 12.5. Gengivoestomatite atípica

12.4.C. Gengivite escoriativa (Gengivite Artefeacta)

As escoriações gengivais auto-infligidas que têm uma base neurótica ou inconsciente habitual são relatadas periodicamente. Estas podem ser tão extensas que envolvem a auto-extração de dentes. É mais frequente em indivíduos jovens e em mulheres, que são mais susceptíveis de apresentar esta condição. As lesões auto-infligidas também podem ser observadas na síndrome de Manchausens. A síndrome de Munchausen, também designada por perturbação factícia imposta ao próprio, é uma perturbação psiquiátrica em que uma pessoa assume o papel de um doente sem a intenção de obter ganhos externos (dispensa do trabalho, medicamentos). Os sintomas físicos são produzidos intencionalmente com o objetivo de obter a aparência de um "doente".(165) A terapia padrão para todos os doentes com suspeita de Munchausen é a psicoterapia, embora a maioria dos doentes a recuse. Não é necessário que o doente admita a sua perturbação factícia e, de facto, a maioria dos doentes raramente o faz. Em certos casos, pode ser útil direcionar a terapia cognitivo-comportamental para o trauma de infância que pode ser o instigador da perturbação. Concluiu-se também que várias intervenções médicas, tais como antidepressivos e/ou antipsicóticos, não revelaram qualquer benefício para esta perturbação.(166)

12.4.D. Traumatismo oclusal parafuncional

A teogose é o termo geral aplicado para abranger dois aspectos da atividade parafuncional dos maxilares: o cerrar dos maxilares e o ranger dos dentes. A somatização foi definida como "uma tendência para sentir e comunicar" angústias e sintomas somáticos que não são explicados por achados patológicos, para os atribuir a doenças físicas e para procurar ajuda médica para os resolver. (16) Os hábitos parafuncionais são actividades invulgares, inconscientes e, por vezes, involuntárias do sistema mastigatório que não têm objectivos funcionais. Acredita-se que eles causam complicações e problemas nos dentes e na articulação temporomandibular (ATM), exercendo microtraumas recorrentes no sistema mastigatório. Os hábitos parafuncionais orais estão relacionados com qualquer hiperatividade anormal do sistema oro-mandibular (Khayamzadeh et al., 2019). Eles são prevalentes em todas as sociedades em intensidade variável e têm potenciais implicações físicas e psicológicas. Os hábitos parafuncionais, como um dos fatores etiológicos das desordens temporomandibulares (DTM), são uma resposta do indivíduo ao aumento do stress. Os estados de stress podem desencadear episódios parafuncionais que contribuem para a dor miofascial.[(167)] A ansiedade e o stress são potentes contribuintes diretos para a dor, a dor resulta em comportamentos desadaptativos, como a parafunção, e a parafunção pode ser uma resposta de sobrevivência a uma potencial ameaça associada à hipervigilância e à amplificação somatossensorial. Mordedura da mucosa oral (auto-mutilação) A auto-mutilação devido à mordedura da mucosa oral tem origem na mordedura crónica da bochecha, do lábio ou da língua. É frequentemente observada em pessoas que estão sob stress, devendo ser excluída a hipótese de antecedentes psicogénicos nos indivíduos que apresentam esta atividade. [(168)]

REFERÊNCIAS

1. Kumar NN, Panchaksharappa MG, Annigeri RG. Distúrbios psicossomáticos: Uma visão geral para o médico oral. J Indian Acad Oral Med Radiol 2016;28:24-9.

2. Dhimole A, Bhasin N, Pandya D, Dwivedi N, Nagarajappa AK. Distúrbios psicossomáticos que afectam a boca: Uma Revisão Crítica. Br J Med Med Res. 2016;14(5):1-9.

3. Tripathi RM, Seth P, Awasthi P, Bhattacharya A, Bajpai AK, Thahriani A. Distúrbios psicossomáticos que afectam a cavidade oral: Um artigo de revisão. Pharma Innovation 2018;7(8):327-332.

4. Avramova, Nadya. (2022). DISTÚRBIOS PSICOSSOMÁTICOS RELACIONADOS COM A DOR EM MEDICINA DENTÁRIA. UMA REVISÃO DA LITERATURA. Internacional
Journal of Medical Dentistry; Iasi Vol. 26, Iss. 3, (Jul-Set 2022): 524-529.

5. Lachman JL. Psychosomatic Disorders- A Behavioristic Interpretation. New York: John Wiley Publishers; 1972:2-4.

6. Jones J.H, Mason D.K, Oral manifestations of systemic disease.2nd edition, W B Saunders, 1990:30-60.

7. Bhateja S, Gupta H, Chouhan S, Sansanwal M, Arora G, Medicina comportamental para distúrbios psicossomáticos orais. J Nutr Metab Health Sci 2019;2(3):71-78

8. Problemas psicossomáticos em odontologia.Toyofuku A.Biopsychosoc Med. 2016;10:14.

9. Diferenciação entre doenças psicossomáticas, somatopsíquicas, multissistémicas e incerteza médica. Bransfield RC, Friedman KJ. Healthcare (Basel)2019;7:114.

10. Deepak Narang, et al. Psychosomatic disorders in dentistry EIJO: Journal of Science, Technology and Innovative Research (EIJO-JSTIR) Volume - 7 Issue - 4, Page No. 26 - 35.

11. Soto Araya M, Rojas Alcayaga G, Esguep A. Associação entre perturbações psicológicas e a presença de líquen plano oral, síndroma da boca ardente e estomatite aftosa recorrente: Med Oral. 2004; 9(1):1-7.

12. Scully C, Beyli M, Ferreiro MC, Ficarra G, Gill Y, Griffiths M, et al. Atualização do líquen plano oral: Etiopatogénese e tratamento. Crit Rev Oral Biol Med 1998; 9 (1): 86-122

13. Crispian Scully, Stephen Porter Doenças da mucosa oral: Estomatite aftosa recorrente British Journal of Oral and Maxillofacial Surgery. 2008; 46:198-206.

14. Jerlang BB. A síndrome da boca ardente (BMS) e o conceito de alexitimia - um estudo preliminar. J Oral Pathol Med. 1997; 26:249-253.

15. Bergdahl M, Bergdahl J. Síndrome da boca ardente: prevalência e factores associados. J Oral Pathol Med. 1999; 28: 350-354.

16. Salovey P, Rothman AJ, Detweiler JB, Steward WT. 2000. Estados emocionais e saúde física.American Psychologist 55(1):110121.

17. Moreira MS. 2003. Psiconeuroimunologia. Rio de Janeiro: MEDSI

18. Boschan PJ. 2007. Corpo, mente e vínculos. Jornal Americano de Psicanálise 67(3):235248

19. Erwin, Edward (2002). A Enciclopédia de Freud: Theory, Therapy and Culture. Routledge. pp. 245-246. ISBN 978-0-415-93677-4.

20. Nunnely P. 2000. A filosofia biodinâmica e o tratamento de doenças psicossomáticas; Vol. 1. Berna: Peter Lang.

21. Asaad, Ghazi (1996). Perturbações Psicossomáticas: Theoretical and Clinical Aspects. Brunner-Mazel. pp. X, 129-130. ISBN 978-0-87630-803-5.

22. McCarthy PL e Shaklar G. Diseases of Oral mucosa (Doenças da mucosa oral). 2ª ed. Philadelphia: Lea and Febiger; 1980:417-29.

23. Kaplan e Kaplan. "Comprehensive Textbook of Psychiatry". 7ª ed. Philadelphia: Uppincott Williams and Wilkins; 2000.

24. Chihani Kubo, YoichiChida. Série de Congressos Internacionais 1287, Psiconeuroimunologia da mente e do corpo. 2006; 5-11.

25. Sanadi RM, Vandana KL. Stress e as suas implicações na Periodontia - Uma Revisão.JIAOMR. 2005; 17(01): 8-10.

26. Godoy LD, Rossignoli MT, Delfino-Pereira P, Garcia-Cairasco N e Umeoka EHL (2018) Uma visão abrangente da neurobiologia do stress: Conceitos básicos e implicações clínicas. Front. Behav. Neurosci. 12:127. doi: 10.3389/fnbeh.2018.00127

27. Ranabir S, Reetu K. Stress e hormonas. Indian J Endocrinol Metab. 2011 Jan;15(1):18-22. doi: 10.4103/2230-8210.77573. PMID: 21584161; PMCID: PMC3079864.

28. Annu.Rev.Physiol.2005.67:259–84doi: 10.1146/annurev.physiol.67.040403.120816

29. Vamvakopoulos NC, Chrousos GP. 1994. Hormonal regulation of human corticotropin-releasing hormone gene expression: implications for the stress response and immune/inflammatory reaction. Endocr. Rev. 15:409-20

30. Tsigos C, Kyrou I, Kassi E, et al. Stress: Endocrine Physiology and Pathophysiology. [Atualizado em 2020 Oct 17]. In: Feingold KR, Anawalt B, Blackman MR, et al., editores. Endotext [Internet]. South Dartmouth (MA): MDText.com,Inc.;2000-. Disponível em: https://www.ncbi.nlm.nih.gov/books/NBK278995/

31. Karalis K, Sano H, Redwine J, Listwak S, Wilder RL, Chrousos GP. Autocrine or paracrine inflammatory actions of corticotropin-releasing hormone in vivo. Science. 1991;254:421-423.

32. Sapolsky e Pulsinelli, 1985; Sapolsky et al., 1985; Pavlides et al.,1993; Sapolsky, 2000a; McEwen, 2007; Joëls e Baram, 2009; Bains et al., 2015

33. Ulrich-Lai, Y. M., e Herman, J. P. (2009). Regulação neural das respostas endócrinas e autonómicas ao stress. Nat. Rev. Neurosci. 10, 397-409. doi: 10.1038/nrn2647

34. Zefferino R, Di Gioia S, Conese M. Molecular links between endocrine, nervous and immune system during chronic stress Brain Behav. 2021; 11:e01960. https://doi.org/10.1002/brb3.1960

35. Zegarelle EV, Kutscher AH e Hyman GA. Diagnosis and Diseases of the mouth and the jaws (Diagnóstico e doenças da boca e dos maxilares). 2ª ed. Philadelphia: Lea and Febiger; 1978:571-75

36. 36. Bailoor DN e Nagesh KS. Fundamentals of Oral Medicine and Radiology. Nova Deli: Jaypee Brothers Medical Publishers (P) Ltd.; 2005:561-79.

37. Korean J Pain 2014 janeiro; Vol. 27, No. 1: 16-22 pISSN 2005-9159 Eissn 2093-0569 http://dx.doi.org/10.3344/kjp.2014.27.1.16

38. Veerabhadrappa, Suresh. (2015). Medicina Oral Psicossomática: Estado atual e perspectivas futuras.

39. Matsuoka H, Chiba I, Sakano Y, Toyofuku A, Abiko Y. Cognitive behavioral therapy for psychosomatic problems in dental settings. Biopsychosoc Med. 2017 Jun 13;11:18. doi: 10.1186/s13030-017-0102-z. PMID: 28630646; PMCID: PMC5470220.

40. Torales J, Barrios I, González I: Problemas de saúde oral e dentária em pessoas com perturbações mentais. Medwave. 2017, 17:e7045. 10.5867/medwave.2017.08.7045

41. G P, Ramalingam K, Ramani P. Unveiling the Unspoken: Exploring Oral Manifestations of Psychological Disorders (Explorando as manifestações orais de distúrbios psicológicos). Cureus. 2024 Jan 25;16(1):e52967. doi: 10.7759/cureus.52967. PMID: 38406056; PMCID: PMC10894318.

42. Richter I, Vidas I, TurËinoviÊ P. Relação entre as Caraterísticas Psicológicas e as Doenças Orais com Possível Etiologia Psicossomática. Ata Stomat Croat 2003;37(1):35-9.

43. Qureshi, N. A., Alsubaie, H. A., & Ali, G. I. M. (2019). Síndrome da dor miofascial: Uma atualização concisa sobre perspectivas clínicas, diagnósticas e integrativas e terapêuticas alternativas. International Neuropsychiatric Disease Journal, 13(1), 1-14. https://doi.org/10.9734/indj/2019/v13i130100

44. Bell W E. Tempromandibular Disorders, Classification, Diagnosis and Management, 3rd ed., London: Year Book Medical Publishers INC; 1990: 7 138 39. Londres: Year Book Medical Publishers INC; 1990: (7) 138 39.

45. Gerwin RD. Diagnóstico da síndrome da dor miofascial. Phys Med Rehabil Clin N Am. 2014;25:341-355.

46. Enoch MD e Jagger RG. 'Psychiatric Disorders in Dental Practice". Butterworth and Heinemann Limited; 1994:93.

47. Shafer WG, Hine MK, Levy BM. Um livro de texto de patologia oral. 4ª ed. Philadelphia: WB Saunders Company; 1983: 808-14.

48. Gells H. Clinical Management of Head and Neck TMJ Pain and Dysfunction (Gestão Clínica da Dor e Disfunção da ATM da Cabeça e Pescoço). 3rd ed. Yokyo: Ishiyako Euro America Inc. Publishers; 1991:73.

49. Koraum A, Papadopoulos E, Demitrack M, Crofford L, Arbor A. The relationship between tempromandibular disorders and stress associated syndromes.Oral Surg Oral Med Oral Pathol Oral Radiol Endod. 1998; 86:416- 20.

50. Nirupama S, Suvarna NJ, Rashmi PV, Poonja P, Bhandarkar GP, Kashyap RR, et al. Síndrome de Disfunção Dolorosa Miofascial: Uma Revisão. ARC Journal of Dental Science 2018;3(3):1-4.

51. reji, D.R., krishnamurthy, D.V., & garud, D.M. (2017). Síndrome de disfunção da dor miofascial: A Revisit. IOSR Journal of Dental and Medical Sciences, 16, 13-21.

52. Baig, M.F., Ashok, Y. (2021). Síndrome de disfunção da dor miofascial. Em: Bonanthaya, K., Panneerselvam, E., Manuel, S., Kumar, V.V., Rai, A. (eds) Oral and Maxillofacial Surgery for the Clinician. Springer, Singapore. https://doi.org/10.1007/978-981-15-1346-6_62

53. James R, Fricton. Cuidados clínicos para a dor miofacial. Dental Clinics of North America. 1991 ;35;l :1-25.

54. Winocur B, Gavish A, Perlman AE, Halachmi M, Eli I. Hypnorelaxation as treatment for myofacial pain- A comparative study. Oral Surg Oral Med Oral Pathol Oral Radiol Endod. 2002; 93:429-34.

55. Okeson JP. Fundamentals of Occlusion and Tempromandibular Disorders (Fundamentos de Oclusão e Desordens Tempromandibulares). 1ª ed.Toronto: The CV Mosby Company; 1985:166.

56. Kaplan AS, Assael LA. Distúrbios Tempromandibulares, Diagnóstico e Tratamento. 1.ª ed. Philadelphia: WB Saunders Company; 1991: 120.

57. Attanasio R. Noturnal Bruxism and its clinical management (Bruxismo noturno e sua gestão clínica). Dental Clinics of North America. Jan 1991; (35)1:245-52.

58. Korzum A, Hinderstein B, Wong M, Arbor A, Houston. Comorbidade da depressão com dor facial crónica e distúrbios temporomandibulares. Oral Surg Oral Med Oral Pathol Oral Radiol Endod. 1996; 82:496-500.

59. Mohammad Khan, Shamima Easmin Nishi, Siti Nazihahasma Hassan, Md. Asiful Islam, Siew Hua Gan, "Neuralgia do Trigêmeo, Neuralgia do Glossofaríngeo e Síndrome da Disfunção Dolorosa Miofascial: An Update", Pain Research and Management, vol. 2017, Artigo ID 7438326, 18 páginas, 2017. https://doi.org/10.1155/2017/7438326

60. Simons D, Travell J. Myofascial Pain and Dysfunction (Dor e Disfunção Miofascial): The Trigger Point Manual, 2nd ed. Baltimore: Williams & Wilkins; 1999:12 13,70.

61. Travell JG, Rinzler SH. A génese miofascial da dor. Postgrad Med1952;11:425-34.

62. Borg-Stein J, Simons D. Revisão focada: Myofascial pain. Arch Phys Med Rehabil. 2002;83(Suppl 1):540-7.

63. Kessler R, Hertling D. Management of Common Musculoskeletal Disorders, 5ª ed., Philadelphia. Philadelphia: JB Lippincott; 1996:444-45.

64. Lynch M, Brightman VJ, Greenberg MS, Burket's Oral Medicine, Diagnosis and Treatment. 9th ed. Philadelphia: JB Lippincott company; 1994: 311-13.

65. Pal US, Kumar L, Mehta G, Singh N, Singh G, Singh M, Yadav HK... Tendências no tratamento da dor miofacial. Natl J Maxillofac Surg. 2014 Jul-Dez;5(2):109-16. doi: 10.4103/0975-5950.154810. PMID: 25937719; PMCID: PMC4405950.

66. Gur A, Sarac AJ, Cevik R, Altindag O, Sarac S. Efficacy of 904 nm gallium arsenide low level laser therapy in the management of chronic myofascial pain in the neck: a double blind and randomize-controlled trial. Lasers Surg Med 2004; 35:229-35.

67. Melzak R. Pontos de gatilho e pontos de acupunctura para o caminho: correlações e implicações. Dor 1979; 3:3-23.

68. Công ty Cô phân Nguyên Phát Hà N(>i Sô 10 ngõ 243a duèng Xuân Khanh, Phuèng Xuân Khanh, Thj Xã Son Tây, Hà N(>i 093451717

69. Lydia Nabil Fouad Melek. Dor facial atípica: uma mini-revisão. Galore International Journal of Health Sciences & Research. 2017; 2(2): 20-23.

70. Wall PD, Melzack R. Textbook of Pain. 3ª Ed. New York: Churchil Livingstone;1994; 701-709.

71. Benoliel R, Gaul C. Dor facial idiopática persistente. Cephalalgia. 2017;37(7):680-691. doi:10.1177/0333102417706349

72. S. Comité de Classificação das Cefaleias da International Headache, The International Classification of Headache Disorders, 3ª edição (versão beta), Cephalalgia 33(9) (2013) 629-808.

73. Peng, Kuan-Po & Benoliel, Rafael & May, Arne. (2022). Uma revisão das perspectivas atuais sobre as apresentações faciais de dores de cabeça primárias. Jornal de Pesquisa da Dor. Volume 15. 10.2147/JPR.S294404.

74. Hai J, Li ST, Pan QG. Tratamento da nevralgia atípica do trigémeo com descompressão microvascular. Neurol India. 2006 Mar;54(1):53-6; discussão 57. doi: 10.4103/0028-3886.24706. PMID: 16679644.

75. Wu A, Doshi T, Hung A, Garzon-Muvdi T, Bender MT, Bettegowda C, Lim M. Resultados imediatos e de longo prazo da descompressão microvascular para neuralgia mista do trigêmeo. World Neurosurg. 2018 Sep; 117: e300-e307. doi: 10.1016 / j.wneu.2018.06.016. Epub 2018 Jun 12. PMID: 29906578; PMCID: PMC6489463.

76. Martínez-Moreno NE, Martínez-Alvarez R, Rey-Portolés G, Gutiérrez-Sárraga J, Burzaco-Santurtún J, Bravo G. Tratamiento mediante radiocirugía con Gamma Knife de la neuralgia del trigémino y del dolor facial atípico [Tratamento por radiocirurgia com Gamma

Knife da nevralgia do trigémio e da dor facial atípica]. Rev Neurol. 2006 Feb 16-28;42(4):195-201. Espanhol. PMID: 16521057.

77. De Lutz W: Radiation physics for radiosurgery. Em Alexander E, Loeffler JS, Lunsford LD (eds): Stereotactic Radiosurgery. Nova Iorque, McGraw-Hill, 1993

78. Taha JM, Tew JM Jr: Comparação de tratamentos cirúrgicos para a nevralgia do trigémeo: reavaliação da rizotomia por radiofrequência. Neurosurgery 38:865-871, 1996.

79. Teixeira MJ, Siqueira SR, Almeida GM. Rizotomia percutânea por radiofreqüência e descompressão neurovascular do nervo trigêmeo para o tratamento da dor facial. Arq Neuropsiquiatr. 2006 Dec;64(4):983-9. doi: 10.1590/s0004-282x2006000600018. PMID: 17221008.

80. Qassim H, Zhao Y, Ströbel A, Regensburger M, Buchfelder M, de Oliveira DS, Del Vecchio A, Kinfe T. Estimulação Cerebral Profunda para Dor Facial Crónica: Uma Meta-Análise de Dados de Participantes Individuais (IPD). Brain Sci. 2023 Mar 14;13(3):492. doi: 10.3390/brainsci13030492. PMID: 36979302; PMCID: PMC10046035.

81. Kohorst JJ, Bruce AJ, Torgerson RR, et al. A prevalência da síndrome da boca ardente: um estudo de base populacional. Br J Dermatol 2015; 172(6): 1654-1656.

82. Ploeg HMVD. Wal NVD. Waal VD. Síndrome da língua quente. Aspectos psicológicos de pacientes com a Síndrome da Boca Ardente. Oral Surg Oral Med Oral Pathol.1987; 63:664- 68.

83. Gorsky M, Silverman S Jr, Chinn H. Síndrome da boca ardente: uma revisão de 98 casos. J Oral Med. 1987: 42:7-9.

84. Lauren L. Patton, a Michael A. Siegel, MS, Raphael Benoliel e Antoon De Laat: Management of burning mouth syndrome: systematic review and management recommendations: Oral Surg Oral Med Oral Pathol Oral Radiol Endod. 2007;103 (suppl 1):S39.e1-S39.e13.

85. Cibirka RM, Nelson SK, Lefebvre CA. Síndrome da Boca Ardente - Uma revisão das etiologias. J Prosthet Dent 1997; 78: 93-7.

86. Lamey PJ, Lewis MA. Medicina oral na prática: dor orofacial. Br Dent J. 1989 Dec 9-23;167(11):384-9.

87. Nagabhushan D, Rao BB, Mamatha GP, Annigeri R, Raviraj J. Distúrbios orais relacionados com o stress - uma revisão. JIAOMR. 2004; 16(03): 197-200.

88. Cerchiari dp, moricz rd sanjar. síndrome da ardência bucal; etiologia. Rev Bras Otorrinolaringol (eng ed) 2006; 72(3) : 419 - 423.

89. Scala A, Checchi L, Montevecchi M, Marini L, Giamberardino M A. Atualização sobre a síndrome da boca ardente: visão geral e gestão de doentes. Crit Rev Oral Biol Med. 2003; 14:275-291.

90. Klasser GD, Fischer DJ, Epstein JB. Burning mouth syndrome: re cognition, understanding, and management. Oral Maxillofac Surg Clin North Am. 2008;20:255-271,

91. Dibello, V.; Ballini, A.; Lozupone, M.; Custodero, C.; Cantore, S.; Sardone, R.; Dibello, A.; Santarcangelo, F.; Barulli Kofler, B.; Petruzzi, M.; et al. Explorando a Associação da Síndrome da Boca Ardente com Transtornos Depressivos e de Ansiedade em Adultos de Meia-Idade e Idosos: A Systematic Review. J. Pers. Med. 2023, 13, 1014. https://doi.org/10.3390/jpm13061014

92. Rhodus NL, Carlson CR, Miller CS. Síndrome da boca ardente. Quintessence Int 2003; 34:587-93.

93. Kim Y, Yoo T, Han P, Liu Y, Inman JC. Um algoritmo pragmático de gestão clínica baseado em evidências para a síndrome da boca ardente. J Clin Exp Dent. 2018 Abr 1;10(4):e321-e326. doi: 10.4317/jced.54247. PMID: 29750091; PMCID: PMC5937967.

94. Petnizzi M, Lauritano D, Benedittis AD, Baldoni M, Serpica R. Capsiacin sistémico para a síndrome da boca ardente - resultados a curto prazo de um estudo piloto. J Oral Pathol Med. 2004; 33: 111-14.

95. Coculescu EC, Radu A, Coculescu BI. Síndrome da boca ardente: uma revisão sobre o diagnóstico e o tratamento. J Med Life. 2014;7:512-515.

96. Sun A, Lin HP, Wang YP, Chen HM, Cheng SJ, Chiang CP. Redução significativa do nível sérico de homocisteína e dos sintomas orais após diferentes tratamentos com suplementos vitamínicos em pacientes com síndrome da boca ardente. J Oral Pathol Med. 2013;42:474-479.

97. Osaki T, Yoneda K, Yamamoto T, Ueta E, Kimura T. Candidiasis may induce glossodynia without objective manifestation. Am J Med Sci. 2000;319:100-105.

98. Osaki T, Yoneda K, Yamamoto T, Ueta E, Kimura T. Candidiasis may induce glossodynia without objective manifestation. Am J Med Sci. 2000;319:100-105.

99. Suri V, Suri V. Menopausa e saúde oral. J Midlife Health. 2014;5:115-120.

100. Sharuga CR, Dotson D, Price T. Tratamento da síndrome da boca ardente. Dimensões da Higiene Dentária. 2009;7:36-39.

101. Femiano F, Gombos F, Scully C, Busciolano M, De Luca P. Síndrome da boca ardente (BMS): ensaio aberto controlado da eficácia do ácido alfa-lipóico (ácido tióctico) na sintomatologia. Oral Dis. 2000;6:274-277

102. Grémeau-Richard C, Woda A, Navez ML, Attal N, Bouhassira D, Gagnieu MC, et al. Topical clonazepam in stomatodynia: a randomised placebo-controlled study. Pain. 2004;108:51-57.

103. Estudo em dupla ocultação sobre o clonazepam em doentes com síndrome da boca ardente. Laryngoscope. 2012;122:813-816.

104. Cano-Carrillo P, Pons-Fuster A, López-Jornet P. Eficácia do azeite virgem enriquecido com licopeno no tratamento da síndrome da boca ardente: um estudo aleatório em dupla ocultação. J Oral Rehabil. 2014;41:296-305.

105. Enoch MD, Jagger RG. Psychiatric Disorders in Dental Practice. 1st ed. Oxford: Wright; 1994:6751).

106. Dis MLV, Vincent SD. Diagnóstico e tratamento de doenças autoimunes e idiopáticas da

mucosa. Dental Clinics of North America. 1992;36: 897- 917.

107. Neppelberg, Evelyn. (2007). Mecanismos Patológicos no Líquen Plano Oral Um Estudo da Apoptose - Proteínas Reguladoras e Marcadores de Risco para Transformação Maligna.

108. Maheswari, TN & Choudhary, Manjari. (2020). Gestão do líquen plano oral com base nas diretrizes de prática clínica existentes. Jornal da Academia Indiana de Medicina Oral e Radiologia. 32. 284. 10.4103/jiaomr.jiaomr_55_20.

109. Solimani, F., Forchhammer, S., Schloegl, A., Ghoreschi, K. e Meier, K. (2021), Lichen planus - a clinical guide. JDDG: Journal der Deutschen Dermatologischen Gesellschaft,19:864-882. https://doi.org/10.1111/ddg.14565

110. Sharma, Rachna & Sircar, Keya & Singh, Sanjeet & Rastogi, Varun (2011). Papel dos mastócitos na patogénese do líquen plano oral. Jornal de patologia oral e maxilofacial: JOMFP. 15. 267-71. 10.4103/0973-029X.86674.

111. Gaurav, Naik V, Sodhi A. Líquen plano erosivo oral - um relato de caso com destaque para as etiopatogenias e o efeito imunomodulador do tacrolimus na gestão do OELP. MOJ Clin Med Case Rep. 2016;5(2):209-212. DOI: 10.15406/mojcr.2016.05.00130

112. Joseph A Regezi, James J Sciubba, Richard c K Jordan. Patologia oral clínica 2008 Sounders Elsevier.

113. Gupta S, Jawanda MK. Líquen plano oral: An Update on Etiology, Pathogenesis, Clinical Presentation, Diagnosis and Management. Indian J Dermatol. 2015 May-Jun;60(3):222-9. doi: 10.4103/0019-5154.156315. PMID: 26120146; PMCID: PMC4458931.

114. Ramalingam S, Malathi N, Thamizhchelvan H, Sangeetha N, Rajan ST. Role of Mast Cells in Oral Lichen Planus and Oral Lichenoid Reactions (Papel dos mastócitos no líquen plano oral e nas reacções liquenóides orais). Autoimmune Dis. 2018 Jan 17;2018:7936564. doi: 10.1155/2018/7936564. PMID: 29593898; PMCID: PMC5822832.

115. Jorge J, Lopes MA, Almeida OP, Scully C. Líquen Plano Oral e Hepatite B Crónica Ativa - Um Conto Salutar. Dent Update 1994; 21:335-7.

116. Katta A. Lichen Planus. Am Fam Physician 2000; 61:3319-24.

117. Eisen D. The evaluation of cutaneous, genital, scalp, nail, esophageal and ocular involvement in patients with Oral Lichen Planus (Avaliação do envolvimento cutâneo, genital, do couro cabeludo, das unhas, esofágico e ocular em doentes com líquen plano oral). Oral Surg Oral Med Oral Pathol Oral Radiol Endod. 1999; 88:431- 36.

118. Lavanya, A & Khan, Wafa & Singh, Preeti & Augustine Mds, Dominic & Rao, RoopaS & Sv, Sowmya & Haragannavar, VanishriC & Nambiar, KShwetha. (2020). A superexpressão de PECAM-1 significa comportamento biológico agressivo do líquen plano oral - um estudo piloto. Jornal indiano de pesquisa odontológica. 31. 277. 10.4103/ijdr.IJDR_653_18.

119. Michaell A, Huber. Líquen plano oral. Quintessence Int. 2004; 35:731- 52.

120. Moles MAO et al. Treatment of severe erosive gingival lesions by topical application of clobetasol propionate in custom trays. Oral Surg Oral Med Oral Pathol Oral Radiol Endod. 2003; 93:688-92.

121. Lopez-Jornet P, Camacho-Alonso F, Salazar-Sanchez N. Tacrolimus e pimecrolimus tópicos no tratamento do líquen plano oral: Uma atualização. J Oral Pathol Med 2010;39:201-5

122. Garg S, Malik SS, Kamarthi N, Goel S, Gupta S. Revisão: tendências recentes na gestão do líquen plano oral. Int J Basic Clin Pharmacol 2023;12:317-23

123. Gorsky M, Raviv M. Efficacy of etretinate (Tigason) in symptomatic oral lichen planus. Oral Surg oral Med Oral Pathol 1992; 73: 52-5.

124. Eisen D. As manifestações clínicas e o tratamento do líquen plano oral. Dermatol Clin: 2003; 21:79-89.

125. Buajeeb W, Kraivaphan P, Pobrurksa C. Eficácia do ácido retinóico tópico em comparação com o acetonido de fluocinolona tópico no tratamento do líquen plano oral. Oral Surg Oral Med Oral Pathol Oral Radiol Endod. 1997; 83:21-5.

126. Plewa MC, Chatterjee K. Estomatite Aftosa Recorrente. [Atualizado em 2023 Nov 13]. Em: StatPearls [Internet]. Treasure Island (FL): StatPearls Publishing; 2024 Jan.

127. Belenguer-Guallar I, Jiménez-Soriano Y, Claramunt-Lozano A. Treatment of recurrent aphthous stomatitis. Uma revisão da literatura. J Clin Exp Dent. 2014 Apr;6(2):e168-74

128. Kerr AR, Ship JA. Estratégias de gestão da estomatite aftosa associada ao VIH. Am J Clin Dermatol. 2003;4(10):669-80.

129. V, Vivek & Nair, Bindu. (2011). Estomatite aftosa recorrente: Conceitos actuais de diagnóstico e gestão. Jornal da Academia Indiana de Medicina Oral e Radiologia. 23. 232-236. 10.5005/jp-journals-10011-1135.

130. Natah SS, Hayrinen-Immonen R, Hietanen J, et al. Aumento da densidade de linfócitos com receptores de células T gama/delta na ulceração aftosa recorrente. Int J Oral Maxillofac Surg. 2000; 29:375-80.

131. Gallo Cde B, Mimura MA, Sugaya NN. Stress psicológico e estomatite aftosa recorrente. Clínica Médica (São Paulo) 2009;64(7):645-8

132. Nascimento AC, Gaspardo DB, Cortez TM, Miot HA. Síndrome em questão. A síndrome MAGIC. An Bras Dermatol. 2014 Jan-Fev;89(1):177-9. doi: 10.1590/abd1806-4841.20142615. PMID: 24626673; PMCID: PMC3938379.

133. Vashisht P, Goyal A, Hearth Holmes MP. Síndrome de Sweet. [Atualizado em 2022 Sep 12]. In: StatPearls [Internet]. Treasure Island (FL): StatPearls Publishing; 2024 Jan-. Disponível em: https://www.ncbi.nlm.nih.gov/books/NBK431050/

134. Manzo C, Pollio N, Natale M. Síndrome de Sweet após terapia com hidroxicloroquina num doente afetado pela síndrome de Sjogren primária de início na terceira idade. Medicines. 2019; 6(4):111. https://doi.org/10.3390/medicines6040111

135. Wang A, Manthiram K, Dedeoglu F, Licameli GR. Síndrome da febre periódica, estomatite aftosa, faringite e adenite (PFAPA): Uma revisão. World J Otorhinolaryngol Head Neck Surg. 2021 Jun 27; 7 (3): 166-173. doi: 10.1016 / j.wjorl.2021.05.004. PMID: 34430824; PMCID: PMC8356195.

136. Omran A, Abdelrahman A, Mohamed YG, Abdalla MO, Abdel-Hamid ER, Elfiky S. Febre recorrente com lesões orais em crianças egípcias: Um Diagnóstico de Febre Mediterrânica Familiar a Não Perder. Children. 2022; 9(11):1654. https://doi.org/10.3390/children9111654

137. Zergham AS, Acharya U, Mukkamalla SKR. Neutropenia cíclica. [Atualizado em 2023 maio 22]. Em: StatPearls [Internet]. Treasure Island (FL): StatPearls Publishing;2024 Jan-. Disponível em: https://www.ncbi.nlm.nih.gov/books/NBK557396/

138. Wray D, Ferguson MM, Mason DK, Hutcheon AW, Dagg JH. Recurrent aphthae: treatment with vitamin B12, folic acid, and iron (Aftas recorrentes: tratamento com vitamina B12, ácido fólico e ferro). Br Med J. 1975; 2:490-3.

139. Fitzpatrick SG, Cohen DM, Clark AN. Lesões ulceradas da mucosa oral: revisão clínica e histológica. Head Neck Pathol. 2019 Mar;13(1):91-102. doi: 10.1007/s12105-018-0981-8. Epub 2019 Mar 7. PMID: 30701449; PMCID: PMC6405793.

140. Matthews R W, Scully C M, Levers B G, Hislop W S : Avaliação clínica de elixires bucais com benzidina, clorexidina e placebo no tratamento da estomatite aftosa recorrente. Oral Surg Oral Med Oral Pathol. 1987 Feb; 63(2):189- 93.

141. Addy M, Hunter L. The effects of a 0.2% chlorhexidine gluconate mouthrinse on plaque, toothstaining and candida in aphthous ulcer patients. Um estudo cruzado, em dupla ocultação e controlado por placebo. J Clin Periodontol. 1987 maio; 14(5):267- 73.

142. Meir Gorsk, Joel B Epstein DM , Shira Rabenstein DMD, Hanita Elishoov, Noam Yarom DMD: Minociclina tópica e tetraciclina em enxaguamentos no tratamento da estomatite aftosa recorrente: um estudo cruzado aleatório. Dermatology Online Journal 13 (2): 1

143. Dolby AE, e Walker DM: Um ensaio de ácido cromoglícico na ulceração aftosa recorrente. British Journal of Oral Surgery. 1975; 12: 292-295.

144. Hamuryudan V; Yurdakul S; Serdaroglu S; Tüzün Y; Rosenkaimer F; Yazici H:Interferão alfa tópico no tratamento de úlceras orais na síndrome de Behçet: um relatório preliminar: Clinical and experimental rheumatology 1990;8(1):51-4.

145. Das SK, Das V, Gulati AK, Singh VP. Alcaçuz desglicirrizado em úlceras aftosas: J Assoc Physicians India. 1989 Oct; 37(10):647.

146. Collier PM, Neill SM, Copeman PW: Ácido 5-aminosalicílico tópico: um tratamento para úlceras aftosas. Br J Dermatol. 1992 Feb; 126(2):185-8.

147. Taylor L J, Walker D M, Bagg J :Um ensaio clínico da prostaglandina E2 na ulceração aftosa recorrente. Br Dent J. 1993 Aug 21; 175(4):125-9.

148. A Bacanli, O Yerebakan Dicle: Topical granulocyte colony-stimulating fator for the treatment of oral and genital ulcers of patients with Behçet's disease: Journal of the European Academy of Dermatology and Venereology (Jornal da Academia Europeia de Dermatologia e Venereologia): Volume 20, Número 8, Páginas 931 - 935.

149. Saxen MA, Ambrosius WT, Rehemtula KF: Alívio sustentado da dor da úlcera aftosa

oral com diclofenac tópico em hialuronano: um ensaio clínico aleatório e em dupla ocultação. Oral Surg Oral Med Oral Pathol Oral Radiol Endod. 1997 Oct; 84(4):356-61.

150. Paulo Filho W: Ribeiro, J E: Pinto, D S: Segurança e eficácia da pasta de Eupatorium laevigatum como terapia para aftas bucais: comparação randomizada e duplo-cega com triancinolona 0,1% orabase: Adv-Ther. 2000; 17(6): 272-81.

151. kintoye SO, Greenberg MS. Estomatite aftosa recorrente. D C N A. 2005; 49: 31-47.

152. Carranza FA, Newman MG, Periodontologia Clínica. 8ª ed.. Singapura: Harcourt Asia Pvt Ltd.; 1998:249-55,476-78.

153. Kisely, S. Saúde periodontal e perturbações psiquiátricas. Curr Oral Health Rep **10**, 111-116 (2023). https://doi.org/10.1007/s40496-023-00339-y

154. Xue L, Zou X, Yang X-Q, Peng F, Yu D-K, Du J-R. A periodontite crónica induz distúrbios no eixo microbiota-intestino-cérebro e défice cognitivo em ratos. Exp Neurol. 2020;326:113176.

155. Shapira, Houri- Haddad, Frolov. The effect of stress on the inflammatory response to porphyromonas gingivalis in a mouse subcutaneous chamber model. J periodontal. 1999:70:288-293.

156. Ball J, Darby I. Saúde mental e doenças periodontais e peri-implantares. Periodontol 2000. 2022 Out;90(1):106-124. doi: 10.1111/prd.12452. Epub 2022 1 de agosto. PMID: 35913583; PMCID: PMC9804456.

157. Jentsch H, März D, Krüger M. The effects of stress hormones on growth of selected periodontitis related bacteria. Anaerobe. 2013; **24**: 49-54.

158. Roberts A, Matthews J, Socransky S, Freestone P, Williams P, Chapple I. O stress e as doenças periodontais: efeitos das catecolaminas no crescimento de bactérias periodontais in vitro. Mol Oral Microbiol. 2002; **17**(5): 296-303.

159. Boyapati L, Wang HL. O papel do stress na doença periodontal e na cicatrização de feridas. Periodontol 2000. 2007;44(1):195-210.

160. Grant DA, Stern IB, Listgarten MA, Periodontics in the tradition of Gottlieb and Orban, 6ª ed., Delhi: CBS Publishers Distributors; 1988:98-409. Delhi: CBS Publishers and Distributors; 1988:398-409.

161. Malek R, Gharibi A, Khlil N, Kissa J.Necrotizing Ulcerative Gingivitis. Contemp Clin Dent. 2017 Jul-Set;8(3):496-500.

162. Martos J, Ahn Pinto KV, Feijó Miguelis TM, Cavalcanti MC, César Neto JB. Tratamento clínico da gengivite ulcerativa necrosante: relato de caso com acompanhamento de 10 anos. Gen Dent. 2019 maio-jun;67(3):62-65.

163. Kaplan D. Amigdalite ulcerativa necrosante aguda e gengivite (infecções de Vincent). Ann Emerg Med. 1981 Nov;10(11):593-5.

164. Rowland RW, Gengivite Ulcerativa Necrotizante. Ann Periodontal 1999; (4): 65- 73.

165. Cardona L, Asnes AG. Revelação de doença fabricada pelo prestador de cuidados a uma criança: Uma abordagem baseada na equipa para comunicar com pacientes pediátricos. Clin Child Psychol Psychiatry. 2019 Jul;24(3):494-502.

166. Weber B, Gokarakonda SB, Doyle MQ. Síndrome de Munchausen. [Atualizado em 2023 Jul 4]. In: StatPearls [Internet]. Treasure Island (FL): StatPearls Publishing; 2024 Jan-. Disponível em: https://www.ncbi.nlm.nih.gov/books/NBK518999/

167. Hartnett AC, Shiloah J: O Tratamento da Gengivite Ulcerativa Necrotizante Aguda. Quintessence Intl 1991; (22): 95-100
168. Khayamzadeh M, Mirzaii-Dizgah I, Aghababainejad P, S, Kharazifard MJ (2019). Relação entre hábitos parafuncionais e biomarcadores salivares. Front Dent. 16(6):465-472. doi:10.18502/fid. v16i6.3446

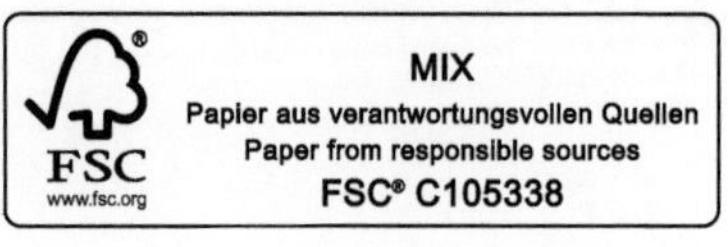

Printed by Books on Demand GmbH, Norderstedt / Germany